朝日脳ブック

大人の常識・雑学

思いだしトレーニング

もの知りテスト

593問

JN144143

朝日新聞出版

はじめに

映画やテレビ番組の話をしているとき、役者の顔は浮かんでいるのに、名前が出てこない。ユニフォームを着てバットを持っている姿は脳裏に浮かぶのに、選手名は霧がかかったように思いだせない。

そしていつものように、**「あれだよ。ほらあの……」**。

年齢を重ねると仕方のないことではあります。でも、そんなことが続くと積極的に話をする意欲が薄れてきます。会話にストレスを感じて、話すことが面倒になったり、考えることもおっくうになってしまいかねません。

本書は、「どうも、すぐに物事が思いだせなくなってきたな……」と感じている方に向けた、**脳のトレーニングブック**です。**クイズ形式で楽しみながら**思いだし、脳に刺激を与える内容になっています。

クイズのジャンルは、社会の一般常識や雑学。政治や経済からスポーツ、芸能、ヒット商品など、広いテーマの問題を収録しているので、だれでも気軽に挑戦できるはず。

一人でこの本に取り組むのももちろんよいですが、**家族や友人といっしょに**語り合いながら解くのも**楽しいものです。**

本書の使い方

まずは何も見ずに、答えてみてください。余白の部分に答えを書いたり、できたと思った問題の番号の上にチェックを入れてもかまいません。正解は問題ページの次の見開き下段にあります。

人名や企業名などは、正確な漢字で書ければ満点ですが、漢字は不正確でも正解が思いつけば合格です。

また、どうしても思い出せない問題や知らなかった問題は、本やネットなどで調べてもかまいません。その際は、**問題に関連した前後の部分も読んでください。**そうすることで、連鎖的にいくつも出来事が思いだされ、脳へのいい刺激になります。また、知らなかったことがあった場合は、「**知る**」**という別の楽しみ**もあります。

朝日脳活ブックス編集部

目次

※ 本書で取り上げました人物の敬称、また法人名の法人表記は略しています。

第一章

知ってるはずです！ 社会の仕組みとできごと

政治と社会の常識・雑学

刻々と揺れ動く政治や社会の状況。

小学校の社会の授業で習うような一般常識から、

テレビや新聞などでも話題となった事件や人物まで

128問を出題。

※解答は、ページをめくった次の見開きの一番下にあります。

問 1

吉田松陰が開いた私塾は、幕末から明治期の日本のリーダーを数多く生み出した。その塾の名称は？

問 2

1867年、長年日本を統治してきた江戸幕府から朝廷に政権が返上された。この出来事を「○○○○」と呼ぶ。

問 3

徳川家康から続く、長い江戸幕府の歴史で最後の将軍となったのは第15代将軍の「徳川○○」。

▶ヒント：1998年のNHK大河ドラマのタイトルにもなっている。

問 4

明治維新の功労者3名を表す「維新の三傑」といえば、西郷隆盛と大久保利通と、もう一人の名は？

▶ヒント：吉田松陰の弟子で長州藩（山口県）の出身。

解答は次の見開きの下にあります。

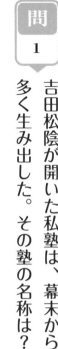

問 5

日本屈指の名門校の一つ、慶應義塾。その起源は江戸時代の蘭学塾にさかのぼるが、開設した人物の名は？

問 6

明治維新期に旧幕府軍が北海道に設立した政権が通称、蝦夷共和国。その総裁を務めた人物の名は？

▶ヒント：のちに東京農業大学の創設者となる。

問 7

第8代、17代と2度にわたって内閣総理大臣を務め、早稲田大学の前身、東京専門学校を設立した人物の名は？

問 8

日露戦争の講和条件を話し合ったポーツマス講和会議で全権大使を務めた外務大臣の名は？

▶ヒント：吉村昭の小説『ポーツマスの旗』で主人公として描かれた。

解答は次の見開きの下にあります。

問 9

大正時代に起きた、男女平等や普通選挙制度の制定などを求める民主主義運動は、「大正○○○○○○」と呼ばれた。

問 10

1945年8月15日、日本がポツダム宣言を受諾することで太平洋戦争は終結した。当時の日本の首相は誰？

問 11

政界きってのサラブレッドの一人とされる麻生太郎。その祖父で5期にわたって内閣総理大臣を務めた政治家の名は？

▶ヒント：任期中にサンフランシスコ講和条約を締結。

問 12

麻生太郎の祖父が自らの体制を支えるために集めた官僚出身者を中心とする国会議員のグループの名称は？

▶ヒント：政治評論家の戸川猪佐武による小説のタイトルにもなった。

1	2	3	4
松下村塾	大政奉還	慶喜	木戸孝允（桂小五郎）

問 13

太平洋戦争終結後、日本の占領政策を実施した連合国軍最高司令官総司令部の通称は？

問 14

第二次世界大戦集結後、日本の「戦争犯罪人（戦犯）」を裁くために開かれた極東国際軍事裁判。通称、「○○裁判」。

問 15

第27代内閣総理大臣「○○○○」は、城山三郎の小説『男子の本懐』で主人公としても描かれた。

▶ヒント：金の輸出解禁や緊縮財政を断行した。

問 16

日本民主党と自由党の保守合同及び日本社会党の誕生による、日本の戦後政治を象徴する政治体制は「○年体制」と呼ばれる。

▶ヒント：自由民主党が誕生した西暦に由来する。

5	6	7	8
福沢諭吉	榎本武揚	大隈重信	小村寿太郎

問 17

1960年〜64年にかけて内閣総理大臣を務めた池田勇人。同内閣が推進した経済政策は「〇〇〇〇計画」。

▶ヒント：国民の所得を大幅に増やすことを目標に掲げた。

問 18

日本の「非核三原則」といえば、核を「持たない」「作らない」、最後の一つの原則は「〇〇〇〇〇〇」。

問 19

非核三原則は1967年に当時の内閣総理大臣の国会答弁に由来する。その内閣総理大臣の名は？

▶ヒント：非核三原則も評価の一つとなり、のちにノーベル平和賞を受賞。

問 20

日本と中国の国交が正常化したのは1972年。この時に首相、田中角栄とともに訪中した外務大臣は？

▶ヒント：「三角大福中」と総称された5人の有力政治家の一人。

9	10	11	12
デモクラシー	鈴木貫太郎	吉田茂	吉田学校

問 21

1975年11月、第1回主要国首脳会議に出席。金権政治の打破を訴え続けたことでも知られる日本の首相の名は？

▶ヒント：小規模派閥から首相にまで上り詰めた。

問 22

1987年に竹下登と金丸信が中心になって自由民主党の派閥「○○会」を結成。

▶ヒント：田中角栄に反旗を翻し、派閥を乗っ取る形で結成。

問 23

1998年に結成された民主党。2009年に同党初の内閣総理大臣となった政治家の名は？

問 24

中曽根康弘内閣総理大臣時代の1986年6月に実施された衆議院解散は、通称「○○○○○解散」。

▶ヒント：「寝たふり解散」とも呼ばれる。

13	14	15	16
GHQ	東京	浜口雄幸	55

問 25

1988年に成立した消費税法によって実施されることが決まった消費税。その当時の日本の首相は誰?

問 26

1989年1月7日の昭和天皇の崩御により幕を下ろした昭和の歴史。最後の年となったのは昭和何年?

問 27

1989年、「スポーツを通じて国際平和」を合言葉に結成されたスポーツ平和党。その党首に就任したのは誰?

▶ヒント:日本初のプロレスラー出身の国会議員となった。

問 28

1994年発足の村山内閣は「自社さ連立政権」だった。「自」は自民党、「社」は社会党、「さ」は「新党○○○○」。

▶ヒント:自民党を離党した若手・中堅議員が結成した新党。

20	19	18	17
大平正芳	佐藤栄作	持ち込ませない	所得倍増

問 29

1993年8月、第79代内閣総理大臣に就任した細川護熙。彼が率いていた政党が「○○○○」。

▶ヒント：党名を公募したことでも話題になった。

問 30

1996年に社会民主党と改称した日本社会党。同党に所属する政治家で初めて内閣総理大臣に就任した人物の名は？

▶ヒント：1947年に当時の同党委員長が就任した。

問 31

1997年、消費税の税率が変更され5％となった。これを実施した内閣総理大臣は？

▶ヒント：税率の変更を決定したのは、その前の村山内閣。

問 32

小泉純一郎の首相時代（2001〜06年）に同内閣が掲げた経済政策のスローガンは、「○○なき構造改革」。

21 三木武夫

22 経世

23 鳩山由紀夫

24 死んだふり

問 33

2001年の中央省庁再編により、自治省や郵政省などが統合されてできた行政機関の名称は？

問 34

2005年、郵政民営化に反対する自由民主党議員を中心に結成された新党日本。結党時の党首は誰？

▶ヒント：当時、長野県知事を務めていた作家。

問 35

2007年9月、当時の内閣総理大臣安倍晋三は、「潰瘍性〇〇〇」による体調不良を理由に辞任した。

▶ヒント：厚生労働省が特定疾患に指定する難病。

問 36

のちに衆議院議員にもなったタレント出身の政治家「〇〇〇英夫」が、2007年、宮崎県知事に当選。

▶ヒント：タレント時代の芸名は「そのまんま東」。

25 竹下登

26 64年

27 アントニオ猪木

28 さきがけ

問 37

第二次世界大戦終了後に生まれた日本の政治家で、はじめて内閣総理大臣に就任した人物は？

▶ヒント：2006年に就任した第90代内閣総理大臣。

問 38

2016年に民進党へ改称した民主党。改称前に党から輩出した内閣総理大臣の人数は何人？

問 39

安倍晋三の「晋三」という名前は、故郷・山口県の歴史的偉人にちなんで名づけられたというが、その偉人とは？

▶ヒント：奇兵隊の創設者として知られる維新の功労者。

問 40

衆議院と参議院で構成される日本の立法府。衆議院議員の任期は4年。参議院議員の任期は何年？

29	30	31	32
日本新党	片山哲	橋本龍太郎	聖域

問 41

退職した高級官僚などが、出身官庁が関連する民間企業や独立行政法人などに就職することの俗称を何という?

▶ヒント:元は神道の用語で、神が地上に下りることを指す。

問 42

国家公務員試験の総合職などに合格し、幹部候補生として中央省庁に採用された国家公務員の俗称、「○○○○官僚」。

問 43

日本における主要な法典「六法」といえば、憲法、民法、刑法、刑事訴訟法、民事訴訟法、「○法」。

問 44

北海道を管轄する警察組織は北海道警察。大阪府を管轄するのは大阪府警察。東京都を管轄するのは?

36	35	34	33
東国原(ひがしこくばる)	大腸炎	田中康夫	総務省

問 45

天皇の住まいは東京都千代田区にある皇居。東京都港区にある皇太子一家の住まいは何という？

問 46

高等教育の学歴をもたずに内閣総理大臣にまで上り詰めたことから、「今太閤」の異名がある政治家は？

問 47

単一の機関に権力が集中することを避ける制度が「三権分立」。三権とは、立法権、行政権、「○○権」。

問 48

日本ではこれまで8人10代の女性天皇が存在しているが、天智天皇、推古天皇、桓武天皇のうち、女性天皇は？

▶ヒント：その天皇の治世中、聖徳太子が摂政を務めている。

40 6年

39 高杉晋作

38 3人

37 安倍晋三

問 49

日本国憲法第1章第1条では、天皇は「日本国の○○であり日本国民統合の○○」と定められている。

問 50

日本の歴代内閣総理大臣のうち、総理在職中に暗殺された人物は3人いる。原敬と浜口雄幸（辞任後に死亡）、もう一人は？

▶ヒント：五・一五事件で海軍青年将校らに射殺された。

問 51

元長州藩士の政治家「○○○」の持つ内閣総理大臣最長在職期間記録は、トータルで2886日になる。

▶ヒント：人の懐柔が得意な、通称「ニコポン宰相」。日露戦争時も首相だった。

問 52

日本の歴代内閣総理大臣のうち、大名家の出身者が一人いる。その政治家の名は？

▶ヒント：肥後熊本藩主の家系に生まれた。

41 天下り

42 キャリア

43 商

44 警視庁

問 53

二世政治家は珍しくない日本の政界でも、実の親も自身も内閣総理大臣を務めたのは、「〇〇〇〇」だけ。

問 54

自由党と日本民主党の「保守合同」により結成された自由民主党。その初代総裁となった政治家の名は？

▶ヒント：この人物が提唱した「友愛」は、政治家となった息子にも受け継がれた。

問 55

歴代の自由民主党総裁のうち、内閣総理大臣に就任できなかったのは2人。1人は河野洋平で、もう1人は「〇〇〇〇」。

問 56

オリンピックにクレー射撃の日本代表選手として出場したことがある内閣総理大臣の名は？

▶ヒント：1976年のモントリオール・オリンピック（カナダ）に出場。

45	46	47	48
東宮御所（とうぐうごしょ）	田中角栄	司法	推古天皇

問 57

実の兄弟でありながら共に内閣総理大臣に就任した経験を持つ岸信介と佐藤栄作。兄はどっち？

▶ヒント：A級戦犯として逮捕された経験もある。

問 58

内閣総理大臣「〇〇〇」の在職日数は64日。日本国憲法下での最短記録となっている。

▶ヒント：新生党の結党から解党まで党首を務めた。

問 59

選挙の投票所での立会人などを務める人々が所属する通称「選管」。その正式名称は「〇〇〇〇委員会」。

問 60

選挙につきものの、候補者の顔写真や名前、政治信条などを記した選挙ポスター。どういう順番で掲示板に張られる？

49 象徴

50 犬養毅

51 桂太郎

52 細川護熙

問 61

2003年の衆議院議員選挙で各党が掲げたことで一般的になった、選挙公約の意味で用いられる外来語は？

▶ヒント：2003年の流行語にもなった。

問 62

小泉純一郎は一時期、大物政治家「○○○○」の秘書を務めていた経験を持つ。

▶ヒント：その政治家の息子は小泉内閣で内閣官房長官を務めている。

問 63

安倍晋三は政界入りする前、約3年間ある企業で社員として勤務した経験がある。その企業の名称は？

▶ヒント：同社のラグビー部は社会人ラグビーの名門として知られる。

問 64

県議会や市議会などの地方公共団体が国法とは別に定める独自のルールは「○○」と呼ばれる。

53	54	55	56
福田康夫	鳩山一郎	谷垣禎一	麻生太郎

問 65

日本国憲法の三大原則といえば、国民主権と平和主義、「〇〇〇〇〇の尊重」。

▶ヒント：人が生まれながらにもっている権利のこと。

問 66

日本国憲法によって定められている国民の三大義務。勤労の義務と教育の義務、もう一つの義務は？

問 67

日本には5つの種類の裁判所がある。最高裁判所、高等裁判所、地方裁判所、家庭裁判所、もう一つは？

▶ヒント：日常生活における紛争を取り扱う身近な裁判所。

問 68

1946年11月3日に公布された日本国憲法。同日は国民の祝日になっているが、何の日？

57 岸信介

58 羽田孜

59 選挙管理

60 届け出順

問 69

国会議員の被選挙権についての問題。衆議院に立候補できるのは満何歳以上から？

問 70

地方行政の首長の被選挙権についての問題。都道府県の知事に立候補できるのは満何歳以上から？

▶ヒント：参議院議員の被選挙権と同じ。

問 71

日本国憲法が施行されたことを記念して、国民の祝日として憲法記念日が制定されている。それは何月何日？

▶ヒント：ゴールデンウィークの真っ最中。

問 72

日本国憲法で定められている、憲法改正の国会の発議に必要なのは、両院の総議員の「○分の○」以上の賛成。

61 マニフェスト

62 福田赳夫

63 神戸製鋼所

64 条例

問 73

日本国憲法第20条で定められている国家の非宗教化の原則。漢字4文字で表すと？

問 74

「政党の政治活動の健全な発達の促進」を図るため、国が政党に支給する助成金のことを何という？

▶ヒント：国会議員を5人以上有する政治団体に交付される。

問 75

自由民主党では党執行部の三つの重要ポストを「党三役」という。幹事長、総務会長、もう一つが「〇〇〇〇会長」。

問 76

毎年1月に召集される国会は通常国会と呼ばれるが、総選挙後に内閣総理大臣を決めるために召集される国会の名称は？

65	66	67	68
基本的人権	納税	簡易裁判所	文化の日

問 77

文民である政治家が軍隊を指揮監督する「文民統制」。英語では、「○○○○○・コントロール」という。

問 78

日本の各省庁に勤務する官僚が就任できる、一番高い地位の役職名は何という？

▶ヒント：官僚のトップではあるが、「長官」ではない。

問 79

県知事や市長、村長などの地方公共団体の首長の任期は何年と定められている？

問 80

日本では2015年6月に選挙権年齢が引き下げられた（翌年に施行）。満何歳以上の国民に選挙権が与えられる？

▶ヒント：それまでは20歳以上の国民に選挙権が与えられた。

69	70	71	72
25歳	30歳	5月3日	3分の2

問 81

2015年10月から日本国内の全住民に12ケタの個人番号が与えられている。この個人番号の通称は何という？

問 82

特定の国家の主権が及ぶ海域のことを領海という。どこの国の領海にも属さない海域は何という？

問 83

裁判官など特別に身分を保障された公務員に職務違反などがあったとき、行われる裁判は「○○裁判」と呼ばれる。

▶ヒント：アメリカでは大統領もこの裁判の対象に。

問 84

民間人や民間団体がつくる機構や組織を意味する「非政府組織」。アルファベット3文字で表記すると？

76 特別国会

75 政務調査

74 政党交付金

73 政教分離

問 85

日本では国民が結婚できる年齢（最低結婚年齢）が民法で定められている。２０１６年の時点で男性は18歳だが、女性は何歳？

▶ヒント：女性は男性より早く結婚できる。

問 86

日本の最高裁判所は、１名の長官と複数の裁判官によって構成されている。裁判官の人数は何人？

問 87

国会議事堂は中央塔を中心に左右対称の形をしている。正面から見たとき、左側にあるのは「○議院」。

問 88

国会議員が身につける「議員バッジ」の中央には、ある植物が描かれている。その植物とは？

▶ヒント：日本を象徴する植物の一つ。

80	79	78	77
18歳	4年	事務次官	シビリアン

問 89

ここからは海外の問題。1804年に成立したフランス第一帝政。その初代皇帝となった人物の名は?

▶ヒント：フランス革命後の混乱を収拾した有名な軍人でもある。

問 90

現在のドイツからポーランドを領土としたプロイセン王国で鉄血宰相と呼ばれたのが「オットー・フォン・○○○○○」。

問 91

「人民の人民による人民のための政治」の名演説で知られる第16代アメリカ合衆国大統領の名は?

▶ヒント：アメリカの高級自動車ブランドの名称としても知られる。

問 92

1920年に発足した国際連盟。発足時の常任理事国は、イギリス、フランス、イタリアとどこの国?

81 マイナンバー

82 公海

83 弾劾

84 NGO

問 93

1924年にアメリカ連邦捜査局の初代長官に就任した、「ジョン・エドガー・○○○○」は、72年の死去まで長官を務めた。

▶ヒント：2011年にハリウッドで伝記映画が製作されヒットした。

問 94

1932年、国際連盟によって満州事変や満州国の調査のために派遣された調査団の通称。「○○○○調査団」。

問 95

1946～49年にかけて行われた中国の内戦。戦ったのは毛沢東率いる共産党と蔣介石率いる「○○党」。

問 96

アメリカを中心とした軍事同盟NATOに対抗して、ソ連が中心となって1955年に結成された軍事同盟の名称は？

85	86	87	88
16歳	14人	衆	菊

問 97

1958年に成立したフランス第五共和政。その初代大統領に就任した人物の名は？

▶ヒント：パリにある空港の名称としても知られる。

問 98

在任中に暗殺された第35代アメリカ合衆国大統領ジョン・F・ケネディ。ミドルネームの「F」は何の略称？

問 99

1963年、ジョン・F・ケネディ大統領暗殺の実行犯として「リー・ハーヴェイ・〇〇〇〇〇」が逮捕された。

問 100

1962年にアメリカとソ連との間で発生した「キューバ危機」。当時のソ連最高指導者は、「ニキータ・〇〇〇〇〇〇」。

92	91	90	89
日本	エイブラハム・リンカーン	ビスマルク	ナポレオン・ボナパルト

問 101

ジョン・F・ケネディ大統領が推進した、人類を月に送る計画の名称。「○○○計画」。

問 102

アメリカが実施した人類を月に送る計画で用いられたロケットの名称。「○○○○○ロケット」。

▶ヒント：名称の由来は土星。

問 103

第40代アメリカ合衆国大統領ロナルド・レーガンの政治家に転身する前の仕事は何？

問 104

東西ドイツ統一前の国名。旧西ドイツの正式名称はドイツ連邦共和国。旧東ドイツの正式名称は「ドイツ○○共和国」。

93	94	95	96
フーバー	リットン	国民	ワルシャワ条約機構

問 105

イギリス初の女性首相として1979年～90年まで在任したマーガレット・サッチャーは「○の○」とも呼ばれた。

▶ヒント：保守的かつ強硬な政治姿勢に由来。

問 106

1982年、大西洋のフォークランド諸島の領有を巡り、イギリスと戦った国は？

▶ヒント：南アメリカで2番目に大きな領土を持つ国。

問 107

1991年、ソ連の崩壊により成立したロシア連邦。その初代大統領に「ボリス・○○○○○」が就任。

問 108

1992年に発足した欧州連合（EU）。その前身である欧州諸共同体をアルファベット2文字で表すと？

100 フルシチョフ

99 オズワルド

98 フィッツジェラルド

97 シャルル・ド=ゴール

問 109

2004年、アメリカで「コンドリーザ・〇〇〇」が黒人女性として初の国務長官となった。

問 110

アメリカの二大政党といえば、象をシンボルマークとする共和党とロバをシンボルマークとする「〇〇党」。

問 111

2016年10月時点で44代、43人が務めたアメリカ合衆国大統領。その任期は何年？

▶ヒント：1期〇年で2期まで務めることができる。

問 112

日本とアメリカの政治制度の対比。日本の参議院をアメリカの上院とすると、衆議院に該当するのは？

101 アポロ

102 サターンV

103 俳優

104 民主

問 113

1945年に設立された国際連合（国連）。その本部が置かれているアメリカの市の名称は？

▶ヒント：アメリカ最大の都市としても知られる。

問 114

国連の安全保障理事会（安保理）の常任理事国といえば、アメリカ、イギリス、ロシア、中国とどこの国？

▶ヒント：常任理事国は第二次世界大戦の戦勝国が務めている。

問 115

国連の安保理常任理事国を務める5カ国は、ほかの国にはない「○○権」と呼ばれる特権を持つ。

問 116

国名の英語での略称。アメリカはUSA、イギリスはUK、アラブ首長国連邦はUAE、それでは旧ソ連は？

▶ヒント：ロシア語表記での略称はCCCP。

105 鉄の女
106 アルゼンチン
107 エリツィン
108 EC

問 117

世界を代表する先進国「G7」とは、日本、アメリカ、イギリス、フランス、ドイツ、イタリア、あと1国は？

問 118

1973年のオイルショックを機に、G7の首脳による主要国首脳会議、通称「〇〇〇〇」が毎年行われるようになった。

▶ヒント：首脳の地位を山頂になぞらえて付けられた呼称。

問 119

イタリアの元首相、「シルヴィオ・〇〇〇〇〇〇」は、汚職など数々のスキャンダルや放言で世界的に有名に。

▶ヒント：名門サッカーチーム、ACミランを買収し黄金期を築いた。

問 120

ソ連の秘密警察である国家保安委員会。その略称をアルファベット3文字で表すと？

109 ライス

110 民主

111 4年

112 下院

問 121

アメリカ司法省配下の法執行機関「連邦捜査局」。その略称をアルファベット3文字で表すと？

問 122

カトリック教徒の指導者・ローマ法王は選挙によって選ばれるが、その選挙は「〇〇〇〇〇〇」と呼ばれる。

▶ヒント：礼拝堂の煙突から出る煙が新法王決定の合図。

問 123

旧ロシア帝国の宮殿で、現在は大統領府や大統領官邸が置かれている建物の名称は？

問 124

イギリスの首相官邸の所在地であることから、イギリス政府を指す意味でも使われる名称。「〇〇〇〇〇街10番地」。

113 ニューヨーク市

114 フランス

115 拒否

116 USSR

問 125

オランダのハーグに置かれている、国家間の法的紛争を解決するための国際連合の司法機関。「○○○○裁判所」。

問 126

1997年の第3回気候変動枠組み条約締結国会議で採択された温室効果ガスの削減をめざす国際的な取り決めの名称は？

▶ヒント：その会議の開催地だったのは京都。

問 127

国際条約の名称。「絶滅のおそれのある野生動植物の種の国際取引に関する条約」は「○○○○○条約」とも呼ばれる。

▶ヒント：1973年にアメリカの首都で採択された。

問 128

石油産出国の利益を守るため、1960年に設立されたOPEC。日本語での正式名称は？

117	118	119	120
カナダ	サミット	ベルルスコーニ	KGB

この並び方わかります？

常識・雑学 穴うめクイズ

それではここで、ちょっと頭を切り替えて、常識・雑学に加え、ひらめきが必要なクイズに挑戦です。並んだ数字や記号、文字などの空いているところに入るものを考える問題です。まずは下の例題を見てください。

●例題

31 → 28 → 31 → 30 → 31 → 30 → 31 → （　）→ 30 → 31 → 30 → 31

さて、上の（　）に入る数字はなんでしょう。
わかった方も多いのではないでしょうか。
では正解ですが、これはこういう並びになっています。

31	28	31	30	31	30	31	（　）	30	31	30	31
1月	2月	3月	4月	5月	6月	7月	8月	9月	10月	11月	12月

各月の末日を順番に並べているわけです。
なので、**答えは　31**　になります。

問題は順番から答えを見つけるものだけではありません。

A＝3　B＝1　C＝0　D＝1　E＝4　F＝（　）

上のような問題もあります。
法則は「それぞれのアルファベットの中の直線の数」なので、
答えは「3」。こんなちょっとトンチ問題も入れてあります。

それでは、問題に挑戦してみてください。どうしてもわからない場合は、左ページの下にあるヒントを参考に。**解答は問題の次のページ**にあります。

このクイズは第一章から第四章までの各章の最後にあるので、
息抜きがてら楽しんでください。

1章・38ページの解答

124	123	122	121
ダウニング	クレムリン	コンクラーベ（ヴェ）	FBI

穴うめクイズその1

問1

親 ➡ 人 ➡ 中 ➡（　　）➡ 小

問2

S ➡ M ➡ T ➡ W ➡（　　）➡ F ➡ S

問3

0 ➡（　　）➡ 30 ➡ 40

ヒント

問1
「働けど働けどなおわが生活楽にならざり じっと手を見る」とは石川啄木ですが、生活はともかく、じっと手を見るとわかることもあるかも。

問2
学校で英語を学ぶとき、最初の方にこれを習うことも多いはず。ちょっとカレンダーを見てみると……。

問3
スポーツにあまり興味がないと難しいかも。日本人は苦戦することが多かったのですが、最近は、世界ランクのトップ10に入る日本の選手が話題に。

1章・39ページの解答

128	127	126	125
石油輸出国機構	ワシントン	京都議定書	国際司法

穴うめクイズその1

答えと解説

問1の答え　薬

指の名前。親指、人差し指、中指、薬指、小指ですね。ちなみに英語で親指はthumb（サム）。なので親指を立てて「ＯＫ、いいぞ！」と合図を送ることを「サムズアップ」といいます。

問2の答え　T

これは各曜日を英語表記したときの頭の文字。Sunday、Monday、Tuesday、Wednesday、Thursday、Friday、Saturday。最近のカレンダーの多くは日曜が週の始まりになっています。

問3の答え　15

テニスのスコアのつけ方です。テニスではポイントを取るごとに０→15→30→40と得点が増えていきます。なぜこんなややこしい順番になったかは、「時計盤でスコアを示したから」、「昔の貨幣制度の名残」など諸説があって決まっていないそうです。

いかがでしょうか。まずは小手調べの問題でしたが、
次の問題から少し難しいものも交えていきます。
考えてもなかなか解答が見つからないときは、次の問題に進んでみましょう。
どうしてもわからないときは、ヒントもどんどん活用してください。
次の「穴うめクイズ　その２」は74ページから。

第二章

あの会社、前の名前はなんだった？

経済や企業の常識・雑学

身近なお金のことから、日本や世界の経済まで

常識、雑学問題を**120問**出題。

おなじみのあの企業の昔の名前は？

思い出すと懐かしさも感じられるはず。

※解答は、ページをめくった次の見開きの一番下にあります。

問 1

日本で流通している1000円札や1万円札などの紙幣。正式名称は何という？

▶ヒント：お札はどこが発行している？

問 2

日本の通貨の単位についての問題。1円の100分の1は1銭。では、1000分の1は？

問 3

紙幣に使う用紙やインクの製造、原図や原版の作製、印刷まで一貫して手掛けている独立行政法人が「○○○○局」。

問 4

2016年時点で日本で流通している一番高額の紙幣は1万円札。では、アメリカで一番高額な紙幣は？

▶ヒント：紙幣としての価値はほぼ同等。

解答は次の見開きの下にあります。

問 5

2016年現在、発行されている1000円札に描かれている肖像は野口英世。その前は「○○○○」が肖像だった。

問 6

1985年まで製造されていた500円札。その表面に肖像が描かれていた人物の名は？

▶ヒント：明治維新で活躍した公家出身の政治家。

問 7

2016年時点で、日本の紙幣に肖像が描かれた内閣総理大臣経験者は2人。1人は伊藤博文。もう1人の名は？

▶ヒント：1951〜58年にかけて発行された50円札に描かれた。

問 8

1974年に支払停止された100円札。その発行終了時に肖像が描かれていた人物の名は？

▶ヒント：自由民権運動の主導者として知られる。

解答は次の見開きの下にあります。

問 9

1986年、昭和天皇の在位60年を記念して金貨が発行された。額面はいくら？

▶ヒント：2016年時点で日本で流通しているどの通貨よりも高額。

問 10

1964年に開催されたオリンピック東京大会を記念して2種類の銀貨が発行された。一つは100円銀貨。もう一つは？

問 11

家計の消費支出に占める飲食費の割合を示す、「〇〇〇〇係数」。この値が高いほど生活水準は低くなるといわれる。

問 12

大蔵省の専売局から分離独立して発足した日本専売公社。同社が専売していたものは、たばこ、樟脳、もう一つは？

▶ヒント：人が生きていくために欠かせないもの。

4	3	2	1
100ドル札	国立印刷	1厘	日本銀行券

問 13

物価が上昇していく現象をインフレーションという。下落していく場合は「○○○○○○○」。

問 14

小切手や手形、または口座からの振替、振り込みなど現金以外での決済方法のことを何という?

▶ヒント:国際○○市場の動向がよくニュースになる。

問 15

「労働者の日」とも呼ばれ、世界各地で毎年5月1日に行われる労働者の祭典のことを何という?

▶ヒント:英語の名前を日本でもそのままカタカナ表記にしている。

問 16

消費税のように税金を納める人と税金を負担する人が違う税金のことを「○○税」という。

5 夏目漱石

6 岩倉具視(いわくらともみ)

7 高橋是清

8 板垣退助

問17

日本で株式会社を設立するために必要な最低資本金。2003年までは1000万円だったが、16年時点では何円?

問18

株式会社が事業に必要な資金を調達するために発行する株式。それを保有する個人や法人を何という?

問19

その会社の株式を所有する個人や法人によって構成される、株式会社の最高議決機関が「○○○○」。

▶ヒント:多くの会社ではこれを6月に開催。

問20

国が発行する有価証券は国債。では、企業が資金調達のために発行する有価証券のことを何という?

9	10	11	12
10万円	1000円銀貨	エンゲル	塩

問 21

経営破たんした企業を買い叩き、再生したうえで高値で売るファンドの少し不名誉な俗称はなんという?

▶ヒント:死体に群がる、ある動物にたとえられる。

問 22

2000年代以降から世間でも注目を集めるようになった企業の合併や買収。英語の頭文字をとってなんという?

問 23

買収対象会社のその時点の経営者に対して友好的ではない買収のこと。「○○的買収」。

問 24

株式市場での値動きが上昇したり高めに推移することを「しっかり」、その逆の場合は「○○」という。

▶ヒント:動き方が小さい場合は「小○○」ということも。

13 デフレーション

14 為替

15 メーデー

16 間接

問 25

融資先企業の経営悪化や倒産などで回収が困難になったり、不可能になったりした債権のことを何という？

問 26

2016年に日本銀行が導入することを決定した政策で、金利を0%より下げることを何という？

問 27

競争入札の参加者同士が落札者と価額を前もって決めることを漢字2文字で表記すると？

▶ヒント：公共事業に絡んでニュースをにぎわすことも。

問 28

労働基準法によって定められている1日の原則的な法定労働時間は何時間？

17	18	19	20
0円	株主	株主総会	社債

問 29

巨額の財政赤字を抱え、自主再建が困難になったため、2007年に財政再建団体に認定された北海道の都市は？

問 30

1996年から橋本内閣のもとで実施された大規模な金融制度改革。通称「金融○○○○○」。

問 31

債券の発行者が経営破たんなどにより、元本や利払いを遅延・停止し、元本の償還が不能となりかねない状況を英語で何という？

▶ヒント：日本語では「債務不履行」と呼ばれる。

問 32

会社の株価に影響を与える重要事実を知る会社関係者などが、その事実の公表前に株の売買を行うこと。「○○○○○取引」。

▶ヒント：「内部者取引」とも呼ばれる。

21 ハゲタカファンド
22 M&A
23 敵対
24 甘い

問 33

中央銀行が民間の金融機関に対して貸し出しを行う際に適用される基準金利のこと。「○○歩合」。

▶ヒント：2006年に「基準割引率および基準貸付利率」に名称変更された。

問 34

買い付け期間、買い付け数量・価格を公告して、不特定多数の投資家から株を買い集める行為。「株式○○買い付け」。

▶ヒント：「TOB」とも呼ばれる。

問 35

テレビのニュースや新聞の経済欄などでおなじみの日経平均株価。どこが発表している？

▶ヒント：公的機関ではなくマスコミ系の企業。

問 36

東証市場第一部に上場する日本企業の普通株式全銘柄を対象とする株価指数、東証株価指数。アルファベット5文字の略称は？

25 不良債権

26 マイナス金利

27 談合

28 8時間

問 37

投資家は必読!? 企業のさまざまな情報が掲載されている『会社四季報』を発行しているのは「〇〇〇〇新報社」。

▶ヒント：自社の名前を冠した週刊誌を発行している。

問 38

未上場企業が、新規に株式を証券取引所に上場し、投資家に株式を取得させること。アルファベット3文字で記すと?

問 39

この数値が大きくなると、「大商い」と呼ばれる。売買が成立した株の数のこと。「〇〇高」。

問 40

事業の支配を目的として、ほかの会社の株式を保有する会社のことを何という?

▶ヒント：社名に「ホールディングス」と付く会社が多い。

29	30	31	32
夕張市	ビッグバン	デフォルト	インサイダー

問 41

株式や債券、不動産など、保有する資産の売買差益により利益を得ること。「○○○○○ゲイン」。

▶ヒント：利息や配当など、資産を保有していることで得られる利益はインカムゲイン。

問 42

日本の証券取引所では、その年の最初の取引日を「大発会」、最後の取引日を「○○○」と呼ぶ。

問 43

東京証券取引所が所在し、銀行や証券会社の本店や支店が密集することから日本のウォール街と呼ばれる町の名称は?

▶ヒント：東京都中央区の日本橋地域にある。

問 44

大阪取引所を中心に銀行や証券会社などが多数集まり、金融街として知られる大阪の町の名称は?

33 公定

34 公開

35 日本経済新聞社

36 TOPIX

問 45

個人で投資を行うのが個人投資家。では、業務として投資を行う法人のことを何という？

問 46

先進国の政府が、発展途上国の経済発展や福祉の向上のために行う援助や出資が、「○○○○援助」。

▶ヒント：英語の略称では「ODA」と表記される。

問 47

その国の海岸から200海里の範囲内に設定することができる、「○○○○○水域」では主権的権利や管轄権を主張できる。

▶ヒント：英語の略称では「EEZ」と表記される。

問 48

為替レートを外国為替市場における外貨の需要と供給の関係に任せて自由に決める制度のことを、「○○相場制」という。

37 東洋経済　38 IPO　39 出来　40 持ち株会社

問 49

外貨不足や通貨危機などの際、相手国の通貨と自国の通貨や国際通貨などを融通し合う協定が、「通貨○○○○」。

▶ヒント：「交換する」の意味の英語。

問 50

日本では1985年まで、たばこは品質によって等級が定められていた。一番下は何級？

問 51

日本で酒税法の対象とされる酒類とは、アルコール分何％以上の飲料のこと？

問 52

1989年、前年に成立していた消費税法がついに施行された。当時の税率は何％？

41	42	43	44
キャピタル	大納会	日本橋兜町	北浜

問 53

1999年、子育て支援や景気浮揚策の一環として配布された「地域振興券」。一人当たりの支給額はいくら？

問 54

中央省庁等改革基本法により2001年1月に発足した財務省。改称前は「○○省」と呼ばれていた。

問 55

2005年、中京経済圏と世界を結ぶ国際空港として愛知県常滑市に開港した中部国際空港。その愛称は「○○○○○」。

▶ヒント：「中部」と「空港」を意味する英単語を組み合わせた造語。

問 56

国の経済規模を表す指標として、ニュースで取り上げられることの多いGDP。これを日本語にすると？

▶ヒント：GDPとは「Gross Domestic Product」の略。

45 機関投資家

46 政府開発

47 排他的経済

48 変動

問 57

産業の分類についての問題。「医療、建設業、林業」のうち、第三次産業に該当するのはどれ？

問 58

2011年3月に発生した東日本大震災。その復興施策に必要な財源を確保するために課されることとなった税金の名称は？

問 59

外国資本誘致や外貨獲得のため、税金を優遇して企業や富裕層の資産を集めている租税回避地のこと。「○○○○ヘイブン」。

▶ヒント：「ヘイブン」とは、「避難所」の意味の英語。

問 60

犯罪行為で得た不正資金を口座から口座へと転々とさせ、資金の出所や受益者をわからなくすることを日本語で何という？

▶ヒント：英語で「マネーロンダリング」とも呼ばれる。

52	51	50	49
3%	1%	3級	スワップ

問 61

1976年に発覚したロッキード事件。お金を表す「ピーナッツ」という隠語が有名だが、1ピーナッツでいくらだった？

問 62

2006年に証券取引法違反容疑で逮捕され、懲役2年6カ月の実刑判決を下されたライブドアの元社長の名は？

▶ヒント：愛称は「ホリエモン」。

問 63

ナショナルブランドの対義語で、小売店・卸売業者が企画し、独自のブランドで販売する商品を何ブランドという？

▶ヒント：ストアブランドとも呼ばれる。

問 64

店舗で調理されたものを、購入して持ち帰ったり配達を受けたりして、家庭内で食べる食事の形態。「○食」。

53 2万円

54 大蔵

55 セントレア

56 国内総生産

問65

流行を採り入れつつ低価格に抑えた衣料品を、大量生産し、短いサイクルで販売するファッションブランドは?

▶ヒント:同じく「早くて安い」ものに「ファストフード」がある。

問66

坂本龍馬が結成した海援隊の前身である、日本の株式会社の起源とも呼ばれる組織の名称は?

問67

三井、住友とともに三大財閥と称される三菱財閥。その創業者の名は?

問68

1872年に設立された日本で初めてといわれる株式会社の名称は何という?

▶ヒント:業種は金融関係。

60	59	58	57
資金洗浄	タックス	復興特別税	医療

問 69

1872年の国立銀行条例にもとづいて開設された金融機関。名前の特徴から通称、「○○○○銀行」と呼ばれることも。

▶ヒント：名称に第一、第二と設立順の「番号」が付けられている。

問 70

王子製紙や大阪紡績、秩父セメントなどさまざまな企業の設立に関与し、「日本資本主義の父」を呼ばれる人物の名は？

問 71

2002年に二つの銀行が合併して誕生したUFJ銀行。合併したのは、三和銀行と「○○銀行」。

▶ヒント：愛知県名古屋市に本店を置く唯一の都市銀行だった。

問 72

日本初の商業銀行、第一国立銀行は合併や名称変更を繰り返しているが、2016年時点でその流れをくむのは？

▶ヒント：第一勧業銀行だった時期もある。

64	63	62	61
中	プライベートブランド	堀江貴文	100万円

問 73

企業グループに関する問題。三菱鉛筆、三菱地所、三菱樹脂の3社のうち三菱グループに含まれないのは？

問 74

日本最大の預金金融機関として知られる「ゆうちょ銀行」。その前身は「○○○○公社」という特殊法人。

問 75

1987年に発足したJRの母体となったのは国鉄だが、その正式名称は何という？

問 76

帝都高速度交通営団の事業を継承する形で2004年に設立された東京の地下鉄を経営する会社の愛称。「東京○○○」。

▶ヒント：フランスなどでは地下鉄を意味する言葉。

65 ファストファッション
66 亀山社中
67 岩崎弥太郎
68 第一国立銀行

問 77

重工業界で日本を代表する名門企業IHI。2007年まで「○○○○重工業」という社名だった。

問 78

日本を代表する航空会社2社の正式名称。JALは日本航空、ANAは「○○○○○」。

▶ヒント：漢字3文字の略称が有名。

問 79

大手流通企業のイオン。その前身は三重県の小売業「岡田屋」などが共同出資で設立したスーパー「○○○○」。

問 80

東海道新幹線を運行するのはJR東海、「○○新幹線」と北陸新幹線を運行するのはJR西日本。

▶ヒント：東北新幹線はJR東日本。

69 ナンバー

70 渋沢栄一

71 東海

72 みずほ銀行

問 81

東京都大田区にある日本最大の空港・羽田空港。正式名称は「〇〇〇〇空港」。

問 82

東京の六本木ヒルズや表参道ヒルズを運営する大手不動産ディベロッパーの名称は？

問 83

1985年、日本専売公社が民営化され、株式会社の「日本〇〇〇〇〇」が設立された。

▶ヒント：JTの略称で知られている。

問 84

一般に「(在京)キー局」と呼ばれる地上波テレビ放送局は全部で何局ある？

▶ヒント：キー局と呼ぶのは基本的に民間放送局。

73 三菱鉛筆

74 日本郵政

75 日本国有鉄道

76 メトロ

問 85

宣伝や広告を放送することが禁じられるなど、公共放送局として知られるNHK。正式名称は何という？

問 86

日本の「四大証券会社」の一角でありながら、不正会計事件後の経営破たんによって1997年に廃業した証券会社の社名は？

問 87

フランスのエールフランス航空などのように、その国を代表する航空会社のこと。「ナショナル・〇〇〇〇・キャリア」。

▶ヒント：もともとは「国旗を掲げた輸送業者」が語源。

問 88

1946年に井深大と盛田昭夫によって創業されたソニー。創業当時の社名は「〇〇〇〇工業」だった。

77 石川島播磨

78 全日本空輸

79 ジャスコ

80 山陽

問 89

2008年、松下電器産業は社名と企業グループ名を変更した。新たな社名は？

▶ヒント：もともとは輸出用の高性能スピーカーに使われたロゴ。

問 90

松下電器産業の創業は1918年にさかのぼる。創業者で初代社長を務めた人物の名は？

問 91

総合家電メーカー・シャープの創業者「○○徳次」は、筆記具のシャープペンシルの開発者でもある。

問 92

1959年に稲森和夫が創業した京セラ。電子機器や情報機器の大手メーカーとして知られる同社の創業時の名称は？

▶ヒント：「セラ」は「セラミック」を短縮した言葉。

81	82	83	84
東京国際	森ビル	たばこ産業	5局

問 93

携帯電話サービス「au」を提供する大手通信事業者KDDI。その前身企業であるDDI。正式名称は「○○電電」。

問 94

1999年、ヨーロッパ11カ国で共通の通貨単位が導入された。その単位の名称は？

問 95

通貨を表す記号についての問題。¥は円、$はドル、€はユーロ、£は？

▶ヒント：統一通貨を採用せず、現在も使われている。

問 96

欧州連合で統一通貨が採用される前に流通していた通貨の名称。フランスはフラン。ドイツは？

85	86	87	88
日本放送協会	山一證券	フラッグ	東京通信

問 97

21世紀以降、著しい経済発展を遂げているブラジル、ロシア、インド、中国。この4カ国の総称を何という?

▶ヒント:それぞれの国名の頭文字を組み合わせると……。

問 98

負債総額60兆円以上という史上最大の倒産により、連鎖的な金融危機を引き起こしたアメリカの大手投資銀行の名は?

▶ヒント:その〝ショック〟は世界中を駆けめぐった。

問 99

2007年に発生した世界金融危機の引き金となった金融商品。「○○○○○○ローン」。

問 100

アメリカの金融街といえば「ウォール街」。イギリスの金融街は「○○・オブ・ロンドン」。

89	90	91	92
パナソニック	松下幸之助	早川	京都セラミック

問 101

市場経済の導入を図るなど、「改革開放」政策を推進した中国の最高指導者の名は？

▶ヒント：天安門事件ではデモ鎮圧のため軍隊の出動を命令。

問 102

1930年代にアメリカのルーズベルト大統領が世界恐慌克服のための経済政策として、「○○○○○○政策」を行った。

▶ヒント：新規まき直し政策とも呼ばれる。

問 103

1960～70年代にかけて、イギリスは長期的な経済不況に陥った。その状況を病気にたとえた用語を何という？

問 104

国際金融と為替相場の安定化を目的として設立された国際通貨基金。アルファベット3文字の略称は「Ｉ○○」。

96	95	94	93
（ドイツ）マルク	ポンド	ユーロ	第二

問 105

1997年7月からタイを中心に、アジア各国の急激な通貨下落現象、「アジア○○○○」が発生。

問 106

2016年、ヨーロッパの「○○○○」が国民投票で欧州連合（EU）からの離脱を決定。

▶ヒント：離脱派が勝ったのは、経済と移民問題が理由とされる。

問 107

EU加盟国であるオーストリア、オランダ、スウェーデン。この中で統一通貨を導入していない国はどこ？

▶ヒント：「クローナ」という通貨単位を採用。

問 108

中国の通貨は人民元だが、香港では独自の通貨が流通している。その通貨の名称は？

97 BRICs

98 リーマン・ブラザーズ

99 サブプライム

100 シティ

問 109

自由貿易を促進する目的で設立された「関税と貿易に関する一般協定」。アルファベット4文字で「G○○○」と表記する。

問 110

「関税と貿易に関する一般協定」を引き継ぐ国際組織として設立された世界貿易機関の略称は「W○○」。

問 111

1967年、「バンコク宣言」によって設立された東南アジア諸国連合。その略称をアルファベット5文字で表記すると?

▶ヒント：生産拠点や巨大な市場として成長が期待されている。

問 112

2016年時点で10カ国が加盟する東南アジア諸国連合。その本部が置かれている都市の名称は?

▶ヒント：インドネシアの首都。

101	102	103	104
鄧小平	ニューディール	英国病（イギリス病）	MF

問 113

国の金融機構の中核を担う中央銀行。日本の中央銀行は日本銀行だが、アメリカは国内12カ所にある「○○○○銀行」。

▶ヒント：「ニューヨーク○○○○銀行」が中心的な役割。

問 114

アメリカの経済ニュース通信社が算出する、同国で代表的な株価指数の名称は？

▶ヒント：算出するのはダウ・ジョーンズ社。

問 115

1971年に開設されたアメリカにある世界最大の新興企業向け株式市場の名称は？

問 116

人類の経済活動に大きな影響を与えた産業革命。世界で初めて経験した国はどこ？

105 通貨危機

106 イギリス

107 スウェーデン

108 香港ドル

問 117

1602年にオランダで設立された世界で初めての株式会社の名称。「オランダ○○○○会社」。

▶ヒント：のちにイギリスやフランスでも同名の会社が登場。

問 118

発祥はスウェーデン。日本はもちろん、さまざまな国に出店している世界最大の家具量販店といえば？

問 119

1999年、日本に進出。アメリカのワシントン州に本社を置く会員制が特徴のスーパーマーケットは？

問 120

アメリカのアーカンソー州に本社を置く世界最大のスーパーマーケットチェーンは？

▶ヒント：スーパーマーケットの西友はこの会社の傘下。

109	110	111	112
ATT	TO	ASEAN	ジャカルタ

この並び方わかります？
常識・雑学 穴うめクイズ

今回は、その１より少しだけ難しい問題も入っています。
すべてが順番とは限らないので
頭を柔軟にして考えてみてください。

穴うめクイズその２

問１

小➡中➡（　）➡大

問２

1➡5➡10➡50➡100➡500➡1000➡（　）➡5000➡10000

問３

とり＝１０、へび＝６、いぬ＝１１、とら＝３、さる＝（　）

問４

朝夕＝２、人色＝２０、海山＝（　）、発中＝２００

問５

T＝1　F＝2　D＝1　K＝（　）

2章・72ページの解答

116	115	114	113
イギリス	NASDAQ（ナスダック）	ダウ平均株価	連邦準備

問6

J＋Q＝２３、K＋A＝１４、J×Q＝１３２、K-J＝（　）

ヒント

問1
単なる「大中小」の並びでないのは見てわかるはず。子どもが社会人になってしまうとあまり関係なくなるかも。

問2
ほぼ毎日目にしているはず。同じように使えるものですが、素材には２種類あります。なくなると困りますね。

問3
いろいろ種類がありますが、あなたはどれでしょう。誰しも必ず、これのひとつに対応しています。

問4
それぞれの漢字の組み合わせから思いつくものはなんでしょう。漢字２字で一組ではありません。

問5
ちょっと難しいかも。T、F、D、Kはある日本語のローマ字表記の頭の文字。Kが他よりずっと多いんです。

問6
A、J、Q、Kにはそれぞれある数字が対応します。普通はヒマなときに使うものですが、マジシャンには仕事道具。

2章・73ページの解答

120	119	118	117
ウォルマート	コストコ	IKEA（イケア）	東インド

答えと解説

問1の答え 高

それぞれ学校です。小＝小学校、中＝中学校、高＝高等学校、大＝大学となっています。小、中、大を問題にすると一目で答えがわかってしまいますね。

問2の答え 2000

日本で一般に流通しているお金を額面の小さい順に並べています。2000円札は見かけることがまれになりましたが、沖縄ではよく使われています。

問3の答え 9

子丑寅卯辰巳午未申酉戌亥の並びといえば干支の順番です。昔は「辰巳の方角」、「丑三つ時」など方位や時間にも使っていました。

問4の答え 2000

四字熟語の数字を足した数です。一朝一夕=1+1=2、十人十色=10+10=20、海千山千=1000+1000=2000、百発百中=100+100=200。

問5の答え 43

都道府県の数です。都=T、府=F、道=D、県=Kとしているわけです。「1都1道2府43県」といわれます。

問6の答え 2

トランプのマークを数字に置き換えて計算しています。A=1、J=11、Q=12、K=13ですからK−J=13−11=2。

第三章

思いだせますか？ あの名勝負・名選手

スポーツの常識・雑学

日本でおなじみの野球や相撲などから、
サッカー、テニス、プロレスまで、
スポーツの常識・雑学を**120問**出題。
テレビの前で興奮した
あの名勝負や名選手が目に浮かぶはず。

※解答は、ページをめくった次の見開きの一番下にあります。

問 1

1934年に結成された大日本東京野球倶楽部に続き、その翌年、「○○タイガース」が2番目に設立された。

▶ヒント：現在の阪神タイガースだが「阪神」ではない。

問 2

1938年、日本のプロ野球の歴史上、「東京○○○」に所属する中島治康が、初めて三冠王を獲得。

▶ヒント：大日本東京野球倶楽部から改名したチーム。

問 3

通称「大正力」。日本プロ野球の生みの親とも呼ばれる「正力○○○」は、読売新聞社元社主。

問 4

講道館柔道の創始者である「嘉納○○○」は、「日本柔道の父」と呼ばれる。

解答は次の見開きの下にあります。

問 5

関西屈指の人気プロ野球チーム、阪神タイガースの本拠地、阪神甲子園球場がある都道府県は？

問 6

「ミスタープロ野球」といえば、読売ジャイアンツで活躍した長嶋茂雄。出身大学はどこ？

▶ヒント：東京六大学のミッションスクール

問 7

プロ野球選手、長嶋茂雄の背番号といえば「3」が有名だが、1975〜80年までの監督時代の背番号は何番？

問 8

1960〜70年代にかけ、キックボクシングブームを巻き起こした沢村忠。その得意技は、「○○とび膝蹴り」。

解答は次の見開きの下にあります。

問 9

キックボクサーの沢村忠をモデルにした梶原一騎原作の少年漫画のタイトルは？

▶ヒント：1970年にアニメ化もされ、TBS系で放送された。

問 10

1964年、日本で最初にF1に参戦した自動車メーカーの名称は？

問 11

1976年、日本で初めてのF1グランプリが開催された。その舞台となったサーキットの名称は？

▶ヒント：所在地は静岡県。

問 12

F1などのモータースポーツの決勝レースでスタート位置の先頭のこと。「○○○・ポジション」。

1	2	3	4
大阪	巨人軍	松太郎	治五郎

問13
1977年に制定された国民栄誉賞。同年、その賞を初めて受賞したプロ野球選手の名は？

問14
マサカリ投法と呼ばれる豪快な投球フォームで人気を博した元ロッテ・オリオンズの投手の名は？

問15
日米で活躍したプロ野球投手、野茂英雄。そのダイナミックな投球フォームは「○○○○○投法」と呼ばれた。

▶ヒント：竜巻のように迫力満点。

問16
プロ野球で「三冠王」になるために必要な三つの打撃タイトル。ホームラン王、打点王と「○○○○」。

▶ヒント：打率トップに与えられるタイトル。

8	7	6	5
真空	90	立教大学	兵庫県

問 17

プロ野球でその年もっとも優れた先発投手に与えられる、往年の名投手の名を冠した賞の名称は？

問 18

三冠王に輝くこと3度という、日本プロ野球の最多記録を持つ選手の名は？

▶ヒント：ロッテで2度、中日で1度、三冠王を獲得。

問 19

プロ野球で「トリプル3」を達成する条件。打率3割以上、ホームラン30本以上と「30○○」以上。

問 20

東京六大学野球連盟の加盟大学。東京大学、慶應義塾大学、早稲田大学、立教大学、法政大学、もう1校は？

▶ヒント：杉下茂や星野仙一などの名選手を輩出した。

12	11	10	9
ポール	富士スピードウェイ	本田技研工業	キックの鬼

問 21

プロ野球で2人目の国民栄誉賞受賞者となった「鉄人」の異名をもつ元広島カープの選手の名は？

問 22

毎年春と秋に開催される東京六大学野球における東京大学の優勝回数は何回？

問 23

東京六大学野球が開催され、「大学野球の聖地」と呼ばれる球場の正式名は、「○○○○野球場」。

▶ヒント：ある有名な神社が所有している。

問 24

埼玉県所沢市を本拠とする埼玉西武ライオンズ。1978年まで本拠地にしていた都市の名称は？

▶ヒント：当時は九州にフランチャイズを置いていた。

13 王貞治

14 村田兆治

15 トルネード

16 首位打者

問25

1972年。日本で初めての冬季オリンピックが開催された。開催地となった都市の名は？

▶ヒント：スキージャンプの日の丸飛行隊がメダルを独占（70ｍ級）。

問26

1972年に放送されたテレビ番組「日米対抗ローラーゲーム」に出場していた日本チームは「東京○○○○○」。

問27

ジャッキー佐藤とマキ上田のコンビでアイドル的人気を博した女子プロレスのタッグ名。「○○○○○・ペア」。

▶ヒント：「美人」コンビとして人気を集めた。

問28

1972年、ジャイアント馬場が創設し、初代社長も務めたプロレス団体の名称は？

17	18	19	20
沢村賞	落合博満	盗塁	明治大学

問 29

プロレスラーのアントニオ猪木は少年時代の一時期、外国で生活している。どこの国?

▶ヒント:コーヒー豆の収穫などをして働いていた。

問 30

女子プロレスで絶大な人気を誇った「クラッシュ・ギャルズ」。タッグを組んだのは長与千草と「○○○○○飛鳥」。

▶ヒント:英語で雌ライオンを意味する。

問 31

クラッシュ・ギャルズと抗争を繰り広げた悪役グループ「極悪同盟」。そのリーダーは「○○○松本」。

問 32

1984年のロサンゼルス・オリンピックの柔道男子無差別級で金メダルを獲得、国民栄誉賞も受賞した柔道家の名は?

▶ヒント:足を負傷しながら獲得した金メダルに日本中が沸いた。

21 衣笠祥雄

22 0回

23 明治神宮

24 福岡市

問 33

日本の男子ゴルフ界をリードした3人の選手を表す「AON」。Aは青木功、Oはジャンボ尾崎、Nは？

問 34

プロゴルファーのジャンボ尾崎は元プロ野球選手だった。所属していたチームの名称は？

▶ヒント：九州の鉄道会社が運営していたチーム。

問 35

ジャンボ尾崎の2人の弟、健夫と直道もプロゴルファーとして活躍。健夫のあだ名はジェット、直道のあだ名は？

問 36

1987年にアメリカ人以外で史上初のLPGAツアー賞金女王になった女子ゴルファーの名は？

25 札幌市

26 ボンバーズ

27 ビューティ

28 全日本プロレス

問37

日本ラグビーフットボール選手権大会で、7連覇を達成したのは2チーム。神戸製鋼所ラグビー部と「○○○○○ラグビー部」。

▶ヒント：親会社の業種でもライバル同士。

問38

全国高等学校ラグビーフットボール大会の会場として知られる、「○○ラグビー場」は、日本初のラグビー専用スタジアム。

▶ヒント：高校ラグビーの「聖地」として知られる。

問39

スポーツの和名についての問題。ベースボールは野球、サッカーは蹴球、テニスは？

問40

大場政夫や浜田剛史などの名チャンピオンを輩出した「○○」は、日本屈指の名門ボクシングジムとして知られる。

32	31	30	29
山下泰裕	ダンプ	ライオネス	ブラジル

問 41

清水次郎長の子分といわれる人物で、プロボクサー・ガッツ石松のリングネームの由来となった侠客の名は？

問 42

バンタム級の世界チャンピオンとして活躍。「浪速のジョー」の愛称で人気を博したプロボクサーの名は？

▶ヒント：2015年には次男がプロデビューし話題に。

問 43

1987年に日本人として初めて年間を通じF1レースに参戦したドライバーとなったのは、「○○○」。

問 44

1990年のF1日本グランプリで3位となり、「○○亜久里」は日本人ドライバーとして初めて表彰台に立った。

▶ヒント：レーサー引退後はオーナーとしてF1に参戦した。

36	35	34	33
岡本綾子	ジョー	西鉄ライオンズ	中嶋常幸

問45

モータースポーツではドライバーがゴールしたとき、白黒市松模様の旗「○○○○○・フラッグ」が振られる。

問46

1989年、大相撲力士として初めて国民栄誉賞を受賞した秋元貢。力士としてのしこ名は？

▶ヒント：「ウルフ」の異名で人気を博した。

問47

大相撲の横綱土俵入りには2種類の型がある。一つは雲竜型。もう一つは「○○○型」。

問48

1990年代に大相撲界に「若貴フィーバー」を巻き起こした若花田と貴花田。先に横綱に昇進したのは？

37	38	39	40
新日鐵釜石	花園	庭球	帝拳

問 49

大相撲の独特の形のまげ「○○○」は、十両以上の力士が結うことができる。

▶ヒント：大きな葉っぱのような外見に注目。

問 50

大相撲では、横綱が毎年1月に東京の神社に奉納土俵入りを行っている。その神社の名称は？

問 51

通称「横審」。大相撲で横綱昇進の是非を審議する日本相撲協会の諮問機関の正式名称は「○○○○委員会」。

問 52

1992年のバルセロナ・オリンピックで女子競泳選手の「○○○○」が、日本人史上最年少金メダリストとなった。

▶ヒント：「いままで生きてきた中で、いちばん幸せです」のコメントが話題に。

41	42	43	44
森の石松	辰吉丈一郎	中嶋悟	鈴木

問 53

オリンピックで2度の金メダルを獲得した元女子柔道選手の谷亮子は、「○○○ちゃん」の愛称でも有名。

▶ヒント：浦沢直樹原作の柔道漫画の主人公の名前に由来。

問 54

競技で1チームつくるのに必要な最低人数。野球は9人、サッカーは11人、ラグビーは何人？

問 55

1993年から始まった日本のサッカープロリーグ「Jリーグ」。初代チェアマンを務めたのは、「○○三郎」。

問 56

1993年、Jリーグの初代年間総合王者に輝いたヴェルディ川崎。当時の監督は「○○安太郎」。

48 貴花田

47 不知火（しらぬい）

46 千代の富士

45 チェッカー

問 57

Jリーグ草創期から活躍している三浦知良。彼は高校を中退して海外にサッカー留学したが、その国は?

▶ヒント:サッカー王国の異名を持つ南米の国。

問 58

日本で初めて建設されたドーム球場は東京ドーム。1993年に建設の国内2番目のドーム球場の名は?

問 59

通称「FA権」。特にプロ野球選手が一定の条件を満たすことで、どの球団とも契約できる権利のことを何という?

問 60

1993年、日本のプロ野球選手として初めてFA権を行使した「○○浩美」が、福岡ダイエー・ホークスに移籍。

▶ヒント:移籍前は阪神タイガースに所属していた。

52	51	50	49
岩崎恭子	横綱審議	明治神宮	大銀杏(おおいちょう)

問 61

日本プロ野球界を経由せずにメジャーリーガーとなった元野球選手「鈴木誠」は、「○○○鈴木」の通称で知られる。

問 62

FA権を行使してMLB（大リーグ）へ移籍した初のプロ野球選手「○○理人」が、1997年、ニューヨーク・メッツに入団。

▶ヒント：近鉄ではリリーフ、ヤクルトでは先発で活躍。

問 63

1993年、サッカーのFIFAワールドカップ・アジア地区最終予選の最終節の試合で日本代表と対戦した国は？

▶ヒント：劇的な幕切れから「ドーハの悲劇」と呼ばれた試合。

問 64

「ドーハの悲劇」の試合で日本代表チームのキャプテンを務めたのは、当時ヴェルディ川崎所属の「○○哲二」。

53	54	55	56
ヤワラ	15人	川淵	松木

問 65

1997年、FIFAワールドカップのアジア第3代表決定戦で決勝ゴールを決めた岡野雅行のニックネームは？

▶ヒント：野性味あふれるプレーで人気を博した。

問 66

1998年、MLBの公式戦で日本人メジャーリーガーとしての初ホームランを記録した選手の名は？

▶ヒント：野手ではなく投手が記録した。

問 67

ボクシングの「亀田三兄弟」の長男で日本人初の3階級制覇王者となったボクサーの名は？

問 68

競馬でレースの結果を予想して購入する馬券。正式名称は「〇〇〇〇券」。

▶ヒント：どの馬が勝つか予想して投票する。

57 ブラジル

58 福岡ドーム

59 フリーエージェント

60 松永

問 69

馬券は誰でも購入できるものではなく、年齢制限が課せられている。購入できるのは何歳以上?

問 70

ラグビー強豪国として知られるニュージーランド。同国のラグビー代表チームの愛称は?

▶ヒント:黒いジャージがトレードマーク。

問 71

2000年のシドニー・オリンピック、女子マラソンで日本女子陸上界初の金メダルを獲得した高橋尚子の愛称は?

▶ヒント:藤子不二雄のマンガの人気キャラクターに由来。

問 72

2002年に日本と韓国で開催されたFIFAワールドカップ。優勝したのはブラジルだが、準優勝はどの国?

61	62	63	64
マック	吉井	イラク	柱谷

問 73

2002年開催のFIFAワールドカップに出場した日本代表チーム。その監督を務めた人物の名は?

▶ヒント:出身国はフランス。

問 74

2002年、FA権を行使して、ニューヨーク・ヤンキースに入団した元読売ジャイアンツの選手の名は?

問 75

2004年、プロ野球再編問題を機に実行されたプロ野球選手会によるストライキ。これを主導した当時の選手会長は?

▶ヒント:ヤクルト・スワローズの名捕手。

問 76

2004年のプロ野球再編問題の結果、合併することになった球団はオリックス・ブルーウェーブとどこ?

68	67	66	65
勝馬投票	亀田興毅	野茂英雄	野人

問 77

2006年の夏の甲子園大会で優勝し、注目を集めた早稲田実業の「ハンカチ王子」の本名は？

▶ヒント：高校卒業後に進学した早稲田大学でも活躍。

問 78

2008年、イギリスのメーカーが開発した競泳用水着「○○○○・○○○○」を着用した選手が世界記録を連発。

問 79

MLB機構と同選手会が創設した野球の世界一決定戦WBC。正式名称は「ワールド・ベースボール・○○○○○」。

問 80

WBCの第1回、第2回大会と連覇を成し遂げた日本代表チーム。第2回大会のときの監督の名は？

▶ヒント：読売ジャイアンツの監督との兼任だった。

69
20歳

70
オールブラックス

71
Qちゃん

72
ドイツ

問 81

2011年に常設することが決定された野球の日本代表チーム。その愛称は何という?

問 82

2011年に開催のFIFA女子ワールドカップで優勝、国民栄誉賞を受賞したサッカー日本女子代表チームの愛称は?

問 83

2000年のシドニー大会から12年のロンドン大会まで、4大会連続でオリンピックに出場した日本人競泳選手の名は?

▶ヒント:オリンピック史上初の平泳ぎ2大会連続2種目制覇。

問 84

2013年、開幕から24連続勝利という日本プロ野球記録を達成した投手の名は?

▶ヒント:当時の所属チームは東北楽天イーグルス。

73	74	75	76
フィリップ・トルシエ	松井秀喜	古田敦也	大阪近鉄バファローズ

問 85

2016年時点で、高校野球の夏の甲子園大会で最多の優勝回数を誇るのは「○○○○○○○高校」。

▶ヒント：愛知県を代表する野球強豪校。

問 86

大相撲の第69代横綱。幕内最多優勝記録をもつモンゴル出身の力士のしこ名は？

問 87

オリンピックで4大会連続金メダルを獲得した女子レスリングの選手の名は？

▶ヒント：姉妹でレスリングのメダリストに。

問 88

キックボクシングのルーツの一つ、「○○○○」は発祥地のタイでは国技として人気を博している格闘技。

77	78	79	80
斎藤佑樹	レーザー・レーサー	クラシック	原辰徳

問 89

オリンピックを運営する国際オリンピック委員会は、1894年に「ピエール・ド・○○○○○○」によって設立された。

問 90

1896年、国際オリンピック委員会により初めての近代オリンピックが開催された。開催地に選ばれた都市のある国は？

▶ヒント：古代オリンピック発祥の地。

問 91

5つの輪が連結するオリンピックのシンボルマーク。色は右から、赤、緑、黒、黄、一番左は何色？

問 92

世界で初めてサッカー協会を設立し、「サッカーの母国」とも呼ばれる国の名は？

81 侍ジャパン

82 なでしこジャパン

83 北島康介

84 田中将大

問 93

アメリカの4大プロスポーツ。MLB（野球）、NBA（バスケットボール）、NHL（アイスホッケー）、もう一つは？

▶ヒント：略称はNFL。

問 94

日本のプロ野球のリーグ名はセントラルリーグとパシフィックリーグ。アメリカでは、アメリカンリーグと何リーグ？

問 95

プロ野球の日本一を決める大会は日本シリーズ。アメリカのMLBで全米一を決める大会の名称は？

▶ヒント：この大会に優勝すれば「世界一」？

問 96

日本人初のメジャーリーガー。アメリカでは「マッシー・〇〇〇〇」の愛称で知られる。

▶ヒント：名字が愛称になっている。名前は「雅則」。

85
中京大学附属中京

86
白鵬

87
伊調馨

88
ムエタイ

問 97

日本人メジャーリーガーの代表的存在となった「イチロー」。アメリカで最初に所属したチームの名称は？

問 98

テニスの四大大会といえば、全豪オープン、全仏オープン、ウィンブルドン選手権、あと一つは？

▶ヒント：日本の錦織圭が準優勝したことも。

問 99

1930年に開催されたサッカーの国際大会、第1回FIFAワールドカップ。「○○○○○」が開催国に選ばれた。

▶ヒント：第1回ワールドカップ優勝国でもある。

問 100

各国のサッカープロリーグの名称。イングランドはプレミア・リーグ、スペインはリーガ・エスパニョーラ、ドイツは？

89 クーベルタン
90 ギリシャ
91 青
92 イギリス

問 101

ヨーロッパ最強のサッカーチームを決める大会、UEFAチャンピオンズリーグ。最多優勝11回を誇るチームは？

▶ヒント：スペインの首都を本拠地とするチーム。

問 102

男子ゴルフ界で最も権威のあるメジャー選手権で、優勝18回という最多記録を誇るプロゴルファーの名は？

▶ヒント：日本では「帝王」の愛称でも知られる。

問 103

傘のマークでおなじみの、有名プロゴルファーの名前を冠したファッションブランドの名称は？

問 104

フランスの元プロテニス選手が創業した、ワニのマークでおなじみのファッションブランドの名称は？

93 アメリカンフットボール
94 ナショナルリーグ
95 ワールドシリーズ
96 ムラカミ

問 105

「大巨人」「人間山脈」などの異名で知られた巨漢プロレスラーのリングネームは？

▶ヒント：1993年、46歳の若さで亡くなった。

問 106

日本でも人気を博したプロレスラー、スタン・ハンセンの得意技。「○○○○・ラリアット」。

▶ヒント：日本語に訳せば、「西部式投げ縄打ち」。

問 107

華麗な空中殺法で知られるメキシコ出身のプロレスラー。通称「千の顔を持つ男」といえば？

問 108

「ザ・ファンクス」のタッグで活躍した兄弟プロレスラー。ドリー・ファンク・ジュニアと「○○○・ファンク」。

97	98	99	100
シアトル・マリナーズ	全米オープン	ウルグアイ	ブンデスリーガ

問 109

アジア初の夏季オリンピックは1964年の東京大会。アジア2回目の夏季オリンピックが開催された都市の名称は？

▶ヒント：1988年に韓国で開催。

問 110

夏季オリンピックを開催すること最多の3回（2016年時点）を誇るヨーロッパの都市の名称は？

▶ヒント：最近では2012年にも開催された。

問 111

男子テニスの四大大会におけるシングルス優勝回数17回という最多記録を持つプロテニス選手。「ロジャー・○○○○○」。

問 112

自転車ロードレースの世界で特に権威のある3つの大会をグラン・ツールという。フランスで開催される大会の名称は？

101 レアル・マドリード

102 ジャック・ニクラ(ウ)ス

103 アーノルド・パーマー

104 ラコステ

問 113

フランス開催のグラン・ツールで個人総合成績1位の選手には、黄色いジャージ「○○○・○○○○」が与えられる。

問 114

フランスのグラン・ツールで7連覇を達成しながらも、「ランス・○○○○○○○」がタイトルをはく奪される。

▶ヒント：はく奪された理由はドーピング。

問 115

発祥はヨーロッパ。世界各国のサーキットを転戦する自動車レースF1。F1の「F」は何の略？

問 116

1950年の開始当時から2016年現在に至るまでF1に参戦し続けている自動車メーカーの名称は？

▶ヒント：イタリアを代表するスポーツカーのメーカー。

105 アンドレ・ザ・ジャイアント

106 ウェスタン

107 ミル・マスカラス

108 テリー

問 117

1980年代末から90年代はじめにかけ、3度のチャンピオンに輝いたブラジル人F1ドライバーの名は？

▶ヒント：94年にレース中の事故で死去。

問 118

88〜91年にかけてホンダエンジン搭載車で4年連続、F1のタイトルを獲得したレーシングチームの名称は？

問 119

ドイツ人F1ドライバー「ミハエル・○○○○○○」は、F1で7度のドライバーズチャンピオンに輝いた。

問 120

フランスのサーキットで行われる、24時間にわたって周回数を競うレース、「○・○○24時間」。

109 ソウル
110 ロンドン
111 フェデラー
112 ツール・ド・フランス

この並び方わかります？
常識・雑学 穴うめクイズ

穴うめクイズにも慣れてきたでしょうか。
数字や文字の並びがキーポイントになるだけでなく、
「形」に着目した問題もありますよ。

穴うめクイズその3

問1

6666=4、2481=2、3311=0、
9999=4、8882=6、6000=4、
3981=（ ）

問2

O➡T➡T➡F➡（ ）➡S➡S➡E➡N➡T

問3

いは＝3　にと＝4　ちを＝5　わた＝4
れむ＝（ ）

問4

グループC　東京、（ ）、神奈川、愛知、兵庫、広島
グループP　北海道、（ ）、千葉、埼玉、大阪、福岡

問5

S➡M➡H➡D➡（ ）➡M➡Y

3章・106ページの解答

116	115	114	113
フェラーリ	フォーミュラ	アームストロング	マイヨ・ジョーヌ

問6

1＝3、2＝3、3＝5、4＝4、5＝4、6＝3、
7＝（　）、8＝5、9＝4、10＝3

ヒント

問1
数字の大きさや並んだ順番に気を取られてしまうと、この問題は解けなくなってしまいます。数字の「見た目」に注目してみると……。

問2
これはこの順番に注目することが大事。アルファベットはローマ字ではなく。一番基本的な英語の単語の頭文字です。

問3
これも順番が大切。日本語の仮名を覚える基本中の基本は、「あいうえお～」の五十音と、もう一つありましたね。

問4
あるスポーツのファンならすぐわかるはず。日本のあるプロスポーツは２つのグループに分かれていますね。

問5
これは英単語の頭文字を小さいほうから順番に並べています。デジタル時計やカレンダーを見ると気が付くかも。

問6
これも順番が大切。１、２、３……と並んでいますが、何かの順番を表しているのではなく、「そのままの意味」なんです。

3章・107ページの解答

120	119	118	117
ル・マン	シューマッハ	マクラーレン	アイルトン・セナ

答えと解説

問1の答え　3

数字そのものには意味はありません。見た目に共通点はありませんか。例えば0なら答えは「1」、00なら答えは「2」。そう、答えは数字の中にある○（まる）の数です。

問2の答え　F

1から10の数字を英語にした場合の頭文字です。覚えていますか。One、Two、Three、Four、Five、Six、Seven、Eight、Nine、Tenでしたね。

問3の答え　7

仮名を覚える基本は「いろは」。いろはの順番で文字の数を数えています。「いは」なら「い」から「は」までの文字の数=3、「にと」なら「にほへと」で4。

問4の答え　グループC=東京　グループP=宮城

プロ野球のリーグごとの球団本拠地球場がある都道府県名です。東京には東京ドームの巨人と神宮球場のヤクルトがあります。CとPはセントラル、パシフィックのリーグ名。

問5の答え　W

時間や日の単位を英語で順番にならべています。秒＝Second、分＝Minute、時間＝Hour、日＝Day、週＝Week、月＝Month、年＝Year。

問6の答え　5

これは問２がわかれば気づくのも早かったはず。問２と同様に数字を英語で順番にならべています。ただしこちらは、それぞれの単語の文字数です。７は英語でsevenなので答えは５。

第四章

時代を映し出す、歌、映画、ドラマ

テレビや芸能の常識・雑学

家庭や職場の話題の中心となった、

歌や映画、ドラマなど

芸能分野から常識・雑学を**120**出題。

問題を解き進めると、メロディーや歌詞、

映画・ドラマのワンシーンも思い浮かぶかも。

※解答は、ページをめくった次の見開きの一番下にあります。

問1

過去に何度も映画化された名作「伊豆の踊子」。初の映画化である1933年公開版で主演を務めた女優の名は？

▶ヒント：後年、大人気ドラマ「前略おふくろ様」で主人公の母親役に。

問2

1938年、二枚目俳優・上原謙が、ヒロインの看護婦と恋に落ちる青年医師を演じた映画、「○○○○」が公開。

▶ヒント：翌年、「続編」「完結編」の2作が公開された。

問3

1948年公開の映画「酔いどれ天使」に出演して以来、三船敏郎と共に俳優「○○○」は、黒澤作品の看板となった。

問4

1951年、「上海帰りのリル」を大ヒットさせ、その美声から「ビロードの歌声」と称された歌手は？

解答は次の見開きの下にあります。

問 5

1955年に森繁久彌主演で映画化もされた小説「○○○○」は、作家・織田作之助の代表作。

▶ヒント：ヒロインの芸者役を演じたのは淡島千景。

問 6

「お富さん」「別れの一本杉」「長崎の女」などのヒット曲で知られる演歌歌手の名は？

問 7

1957年発表、流行語にもなったCMソング「有楽町で逢いましょう」を歌っていた歌手の名は？

問 8

1957年公開の映画「異母兄弟」で老人を演じる前、役作りのために上下の歯を抜いたエピソードが有名な俳優の名は？

▶ヒント：晩年の代表作は「釣りバカ日誌」シリーズ。

解答は次の見開きの下にあります。

問 9

1958年に第39回直木賞受賞。小説家・山崎豊子の作品「花○○○」は、淡島千景主演で映画化もされた。

問 10

1958〜59年に放送されたテレビドラマ「月光仮面」で、主役の私立探偵・祝十郎を演じた俳優の名は?

▶ヒント:のちに芸能界を引退し、実業家に転身。

問 11

発表は1959年。「僕の恋人 東京へ行っちっち」で始まる、歌手・守屋浩の代表曲は?

問 12

日本を代表する喜劇役者の一人。「番頭はんと丁稚どん」「裸の大将放浪記」などの代表作で知られる俳優の名は?

1 田中絹代
2 愛染かつら
3 志村喬
4 津村謙

問 13

「美貌の都」「紀ノ川」などの代表作で知られる、東宝の看板女優の名は？

▶ヒント：夫は元衆議院議員の相澤英之。

問 14

「青い山脈」「東京物語」などのヒット映画に出演し、「永遠の処女」と評された女優の名は？

問 15

「しとやかな獣」「卍」などの数々の傑作映画に出演した「〇〇〇〇」は、大映を代表する女優。

▶ヒント：大映の看板女優は、他に京マチ子、山本富士子らがいた。

問 16

平凡出版が20～30代の男性向けに発売した週刊誌は「平凡パンチ」。それに対抗する形で集英社が発行した雑誌の名称は？

▶ヒント：休刊になった「平凡パンチ」と異なり、2016年現在も刊行中。

8	7	6	5
三國連太郎	フランク永井	春日八郎	夫婦善哉

問 17

原作は横山光輝の漫画。九重佑三子や大場久美子が主人公の魔法使いを演じたテレビドラマのタイトルは？

問 18

1961年に発売された「銀座の恋の物語」で石原裕次郎とデュエットした女性歌手の名は？

問 19

1962年、16歳の時に発売した「可愛いベイビー」で一躍人気者になった歌手の名は？

▶ヒント：伊東ゆかり・園まりと合わせて「スパーク3人娘」と呼ばれた。

問 20

東宝の「お姐ちゃんトリオ」といえば、中島そのみ、重山規子と、もう一人は「○○○」。

12	11	10	9
芦屋雁之助	僕は泣いちっち	大瀬康一	のれん

問 21

「デン助」あるいは「大宮デン助」と呼ばれて人気を博した喜劇役者の名は？

問 22

「キューポラのある街」「泥だらけの純情」などに出演し、吉永小百合とのコンビで、日活純愛路線を支えた俳優の名は？

▶ヒント：「バンビの目」と呼ばれた美しい目で人気に。

問 23

1962年、小津安二郎監督の遺作でもある、笠智衆主演の映画、「○○○○○」が公開された。

▶ヒント：2003年にはリメイク版のテレビドラマが放映された。

問 24

1960年代にヒットした映画「若大将シリーズ」で、田中邦衛が演じた青年の名前は「○○○○○」。通称は「青大将」。

13	14	15	16
司葉子	原節子	若尾文子	週刊プレイボーイ

問 25

市川雷蔵とともに大映の二枚看板として活躍。「兵隊やくざシリーズ」や「座頭市シリーズ」で知られる俳優の名は？

▶ヒント：俳優の若山富三郎は実兄。

問 26

「11PM」や「クイズダービー」など人気番組の司会で活躍した大橋巨泉が、2001年に「○○党」から参院選出馬。

▶ヒント：党執行部と意見が合わず半年ほどで辞職した。

問 27

日本人で初めてミニスカートをはいたともいわれる「○○○○」は、元NHKアナウンサーの経歴を持つ。

問 28

「君のことは忘れようにも思い出せない」などのギャグで人気を博したお笑い芸人の名は？

▶ヒント：京唄子との漫才コンビで人気を博す。

17 コメットさん

18 牧村旬子

19 中尾ミエ

20 団令子

問 29

「古城」「リンゴ村から」「哀愁列車」などの数多くのヒット曲を持ち、「ミッチー」の愛称で親しまれた歌手の名は？

問 30

タレントや司会者として人気の関口宏。その父親で、かつて「松竹三羽烏」の一人に数えられた映画スターの名は？

問 31

1960年代に人気を博した青春歌謡の「御三家」。舟木一夫と西郷輝彦、もう一人は誰？

▶ヒント：吉永小百合とのデュエット曲「いつでも夢を」が大ヒット。

問 32

「夜霧のエアー・ターミナル」などのヒット曲を発表した音楽グループ。「○○○とマヒナスターズ」。

21	22	23	24
大宮敏充	浜田光夫	秋刀魚の味	石山新次郎

問 33

「寺田屋お登勢」などの代表作で知られる、日本演劇界を支えた女優の名は？

▶ヒント：実の娘が2代目を襲名。

問 34

1963年、NHK大河ドラマの第一作として放送された「花の生涯」。その翌年に第二作の「〇〇〇〇」が放送された。

▶ヒント：現在でも12月14日に同テーマの時代劇が放送されることも。

問 35

1965年に映画「血と掟」でデビューした、元暴力団組長の経歴をもつ俳優の名は？

問 36

1968~73年にかけて放映されたドラマ「キイハンター」。野際陽子が歌った主題歌「〇〇〇〇〇〇〇〇」もヒットした。

28	27	26	25
鳳啓助	野際陽子	民主	勝新太郎

問 37

フジテレビ系の人気歌番組「夜のヒットスタジオ」。1968〜88年まで出演していた女性司会者の名は？

▶ヒント：1950年代にはファッションモデルとして人気を博した。

問 38

「緋牡丹博徒シリーズ」などの代表作がある女優、富司（藤）純子。ワイドショー「3時のあなた」の司会時の名前は？

問 39

「ムシる」「カワイ子ちゃん」などの流行語を生みだしたテレビドラマ「○○○」で、越路吹雪や淡路恵子らが姉妹役を演じた。

▶ヒント：1994年にTBS系列でリメイク版が放送された。

問 40

1961年、高峰秀子と小林桂樹が耳の聞こえない夫婦を演じた映画、「○○○○貧しく美しく」がヒット。

▶ヒント：その後、続編やテレビドラマ版も制作された。

29	30	31	32
三橋美智也	佐野周二	橋幸夫	和田弘

問 41

1960〜70年代にかけて活躍した三波伸介、戸塚睦夫、伊東四朗によるお笑いグループ。「○○○○トリオ」。

問 42

1966〜67年放送のNHK連続テレビ小説「おはなはん」。女優「○○○○」が、主役の「はな」を演じた。

▶ヒント：叔父は大手アパレルメーカー「オンワード樫山」の創業者。

問 43

1966年発表。フォークソング・ブームを巻き起こした名曲「バラが咲いた」を歌っていた歌手の名は？

▶ヒント：本名は眞木壮一郎。

問 44

バレーボールを題材にした大人気ドラマ「サインはV」。主人公の朝丘ユミを演じた「○○○○」も不動の人気を得る。

36	35	34	33
非情のライセンス	安藤昇	赤穂浪士	水谷八重子

問 45

「恍惚のブルース」「伊勢崎町ブルース」「長崎ブルース」などのヒット曲で知られる女性歌手の名は？

問 46

「神様お願い」「秘密の合言葉」などのヒット曲で知られる、グループサウンズ最盛期を支えたバンドの名称は？

▶ヒント：のちに俳優として活躍する萩原健一がボーカルを務めた。

問 47

ザ・タイガースのメンバー、沢田研二の愛称は「ジュリー」、岸部一徳は「○○○」。

▶ヒント：「のっぽの○○○」という曲に由来。

問 48

ヴィレッジ・シンガーズのヒット曲「○○○○○の乙女」は、2000年代に入ってカバーされ、こちらも大ヒット。

37	38	39	40
芳村真理	寺島純子	男嫌い	名もなく

問 49

堺正章、井上順らが所属したザ・スパイダース。愛称が「ムッシュ」のメンバーといえば？

▶ヒント：ザ・スパイダースではギター、ボーカルを担当。

問 50

「おくさまは18歳」「なんたって18歳！」などのテレビドラマで人気を博した女優の名は？

問 51

1966年に発表した和泉雅子とのデュエット曲「二人の銀座」が大ヒットした俳優の名は？

問 52

「二人の銀座」はアメリカのバンド、「ザ・○○○○○○」が発表した曲をカバーしたもの。

▶ヒント：渚ゆう子の「京都の恋」、欧陽菲菲の「雨の御堂筋」もこのバンドが手掛けた。

41 てんぷく
42 樫山文枝
43 マイク眞木
44 岡田可愛

問 53

尾崎紀世彦の「また逢う日まで」やピンク・レディーの「UFO」などで知られる「○○○」は、日本歌謡史に名を残す名作詞家。

問 54

ヒット曲「精霊流し」で知られる、さだまさしと吉田正美によるフォークデュオの名称は？

▶ヒント：活動期間は短く、再結成後のものを除けば発売シングルは6枚だけ。

問 55

シンガー・ソングライターの小田和正が1969〜89年まで所属していた音楽グループの名称は？

▶ヒント：「さよなら」「君が、嘘を、ついた」などのヒット曲を持つ。

問 56

「神田川」や「赤ちょうちん」などのヒット曲を生み出したフォークグループの名称は？

48	47	46	45
亜麻色の髪	サリー	ザ・テンプターズ	青江三奈

問 57

「3年B組金八先生」などで俳優としても活躍する武田鉄矢が所属するフォークグループは？

▶ヒント：坂本龍馬が結成した組織に由来。

問 58

武田鉄矢は坂本龍馬の大ファンとして知られるが、その武田はマンガ「○○○！　竜馬」の原作者を務めたこともある。

問 59

坂本龍一、細野晴臣、高橋幸宏が結成した音楽グループ「YMO」。正式名称は、「イエロー・マジック・○○○○○○」。

問 60

メンバーは谷村新司、堀内孝雄、矢沢透。「冬の稲妻」「チャンピオン」などで知られるフォークグループの名称は？

49	50	51	52
かまやつひろし	岡崎友紀	山内賢	ベンチャーズ

問 61

映画「男はつらいよ」シリーズで、主人公の車寅次郎の妹・さくら役を演じた女優の名は？

▶ヒント：歌手として「下町の太陽」「瞳とじれば」などのヒット曲も。

問 62

タレントや司会者として活躍した上岡龍太郎。漫才トリオの「漫画トリオ」の一員だった時代に名乗っていた芸名は？

▶ヒント：上岡以外の「漫画トリオ」のメンバーは、横山ノックと横山フック。

問 63

1969〜86年まで放映された長寿番組「クイズ○○○○○○」で、俳優、田宮二郎が初代司会者を務めた。

▶ヒント：正解数が少ないと椅子が回転する演出が特徴。

問 64

田宮二郎が人気を得るきっかけとなったのが、勝新太郎と共演した映画「悪名」の「○○○○○」役だった。

56 かぐや姫　55 オフコース　54 グレープ　53 阿久悠

問 65

1970年公開、日米合作映画「トラ・トラ・トラ！」で山本五十六を演じたのは、重厚な演技で知られる俳優「○○○」。

▶ヒント：平田昭彦、成田三樹夫、香川照之など東京大学出身俳優の先輩。

問 66

歌手として「東京」「やっぱ好きやねん」などのヒット曲を持つ、特に関西地方を中心に人気を博した司会者といえば？

問 67

ボウリングが大ブームだった1971年、新藤恵美主演で放送されたテレビドラマのタイトル。「美しき○○○○○○○」。

問 68

海外では「サニー千葉」の名で知られる日本を代表するアクションスターの名は？

▶ヒント：時代劇「柳生一族の陰謀」や映画「戦国自衛隊」に出演。

57	58	59	60
海援隊	お〜い	オーケストラ	アリス

問 69

1972年デビュー、75年解散。矢沢永吉、ジョニー大倉などが所属したロックバンドの名称は？

問 70

3人組フォークグループ、「青い三角定規」の大ヒット曲「太陽がくれた季節」は、青春ドラマ「○○○○！青春」の主題歌。

▶ヒント：主人公の先生を演じたのは村野武範。

問 71

1972年のヒット曲「どうにもとまらない」で、「へそ出しルック」が話題となった女性歌手の名は？

問 72

「また逢う日まで」「さよならをもう一度」「雪が降る」などのヒット曲で知られる歌手の名は？

▶ヒント：ダイナミックな歌唱力から「和製トム・ジョーンズ」とも称された。

61 倍賞千恵子

62 横山パンチ

63 タイムショック

64 モートルの貞

問 73

1973年に「赤とんぼの唄」でメジャーデビューした清水國明と原田伸郎によるフォークデュオの名称は？

問 74

1973年、山下達郎を中心に結成したバンド「○○○○・○○」は、大貫妙子がボーカルを務めていた。

問 75

デビューは1974年。「メリーアン」「星空のディスタンス」などのヒット曲で知られるバンドの名称は？

問 76

1974年、大ヒット演歌「うそ」で「○○○○○」は、一躍スターになった。

▶ヒント：のちに時代劇の必殺シリーズでの三味線屋が当たり役に。

65 山村聰

66 やしきたかじん

67 チャレンジャー

68 千葉真一

問77

1974~80年にかけてTBS系列で放映された山口百恵出演のドラマシリーズは一般に「○○シリーズ」と呼ばれる。

▶ヒント：すべての作品がある色をタイトルに冠している。

問78

1975年発売。女性3人組アイドルグループ「キャンディーズ」がブレイクするきっかけとなった曲、「○○○男の子」。

問79

テレビ番組「シャボン玉ホリデー」に出演していた双子の女性デュオの名称は？

▶ヒント：怪獣映画「モスラ」の劇中歌でも話題になった。

問80

1970年代に活躍した男性アイドルの「新御三家」。野口五郎、郷ひろみ、もう一人は誰？

69 キャロル
70 飛び出せ
71 山本リンダ
72 尾崎紀世彦

問 81

「内山田洋とクール・ファイブ」の1976年のヒット曲「東京○○」は、のちに建設会社のCMソングとしても話題に。

問 82

内山田洋とクール・ファイブのメインボーカル、前川清はある女性歌手と結婚していたこともあるが、その歌手の名は？

▶ヒント：女性歌手が再婚後、生まれた娘が宇多田ヒカル。

問 83

「カステラ1番　電話は2番、3時のおやつは……」のCMソングでおなじみ、カステラの老舗の名称は？

問 84

1977年からテレビ朝日系で放映された「探検隊」シリーズで探検隊隊長としてお茶の間の人気者となった俳優の名は？

▶ヒント：父親は直木賞作家でもある川口松太郎。

73 あのねのね
74 シュガー・ベイブ
75 THE ALFEE
76 中条きよし

問 85

1978～81年放送のドラマ「熱中時代」で、情熱的な新任教師を演じて人気を得た俳優の名は？

問 86

1978～79年に日本テレビ系列で放映された堺正章や西田敏行が出演したドラマ「西遊記」。エンディング曲のタイトルは？

▶ヒント：音楽グループ、ゴダイゴの代表曲。

問 87

1978年に女子プロレスラーへの転身を発表したことで話題になった「○○萩原」の前職はアイドル歌手。

問 88

1979～80年に日本テレビ系列で放映。松田優作が私立探偵を演じたドラマのタイトルは？

▶ヒント：1983年には、松田主演で同名の映画が公開された。

80	79	78	77
西城秀樹	ザ・ピーナッツ	年下の	赤い

問 89

「シクラメンのかほり」などのヒット曲で知られる歌手、布施明と1980年に結婚した有名女優の名は？

▶ヒント：映画「ロミオとジュリエット」のジュリエット役で人気に。

問 90

石原裕次郎を筆頭に豪華俳優陣が出演した、刑事ドラマ「太陽にほえろ！」。松田優作が演じた刑事の愛称は？

▶ヒント：萩原健一は「マカロニ」、勝野洋は「テキサス」。

問 91

代表曲は「ボヘミアン」。歌手「葛城○○」は、パワフルなハスキーボイスが持ち味。

問 92

「三毛猫ホームズ」シリーズや「三姉妹探偵団」シリーズなど多数の人気推理シリーズを生み出した作家の名は？

84	83	82	81
川口浩	文明堂	藤圭子	砂漠

問 93

「ハードボイルド小説の旗手」と称され、「さらば、荒野」などを代表作とする作家の名は?

▶ヒント:90年代以降は「南北朝もの」などの時代小説でも知られる。

問 94

3人の継子を男手ひとつで育てるカメラマンを西田敏行が好演したドラマ、「○○○○80キロ」が大ヒット。

▶ヒント:当時の西田の体重に由来するタイトルが付けられた。

問 95

1981年発売。その年の日本レコード大賞も受賞した、寺尾聰の大ヒット曲のタイトルは?

問 96

1982年から2014年まで放映された「笑っていいとも!」。その前身となった番組は「笑ってる○○○○○!」

85	86	87	88
水谷豊	ガンダーラ	ミミ	探偵物語

問 97

田原俊彦、近藤真彦、野村義男の3人のジャニーズアイドルによるグループ名。「○○○トリオ」。

▶ヒント：3人の名前の先頭の漢字に由来する。

問 98

「つぐない」「時の流れに身をまかせ」などのヒット曲で知られる台湾出身の歌手の名は？

問 99

1983〜84年に放映され、大ブームとなったNHK連続テレビ小説「おしん」。主人公・おしんの幼少期を演じた女優の名は？

問 100

年末の風物詩「NHK紅白歌合戦」。昔は「○○○○○○○○」の授賞式から、大急ぎで移動して出演するのも話題だった。

▶ヒント：授賞式を放送する番組名には「輝く！」が付く。

89 オリヴィア・ハッセー

90 ジーパン

91 ユキ

92 赤川次郎

問 101

第一作では課長。その後、会長まで出世。1983年から続く漫画「島耕作シリーズ」の作者の名は?

問 102

博物学者や妖怪評論家など、多彩に活躍する荒俣宏。1985年に発表された小説デビュー作のタイトルは?

▶ヒント：88年に映画化された際には、勝新太郎や嶋田久作らが出演。

問 103

本人出演のウィスキーのCMでも話題となった、野坂昭如のヒット曲。「ソ・ソ・ソクラテスか○○○○か」。

問 104

「すこし愛して、ながーく愛して」というセリフが話題を呼んだウイスキーのCMに出演していた女優の名は?

▶ヒント：1989年放送のNHK大河ドラマ「春日局」で主演を務めた。

96	95	94	93
場合ですよ	ルビーの指環	池中玄太	北方謙三

問 105

1989年発表。「オヨネーズ」が東北弁で歌い上げた曲、「○○」が大ヒット。

問 106

「瀬戸の花嫁」などで知られる歌手・小柳ルミ子が1989年に、当時まだ無名のダンサーだった「大澄○○」と電撃結婚。

▶ヒント：13歳の年の差婚でも注目を集めた。

問 107

自身の出身校である鹿児島の名門高校の名を芸名に冠しているお笑い芸人といえば、「○○○○石井」。

問 108

映画「釣りバカ日誌」シリーズで石田えりの後を継ぎ、2代目浜崎みち子を演じた女優の名は？

▶ヒント：「赤い風船」などのヒット曲をもつ元アイドル歌手。

97 たのきん
98 テレサ・テン
99 小林綾子
100 日本レコード大賞

問 109

決め台詞は「恐縮です！」。テレビのワイドショーで活躍した芸能リポーターの名は？

問 110

NHK大河ドラマ史上最高の平均視聴率39・8％。『独眼竜政宗』で主役の伊達政宗を演じた俳優の名は？

▶ヒント：のちに「ラストサムライ」などのハリウッド映画にも出演。

問 111

1991年に織田裕二と鈴木保奈美らが出演のドラマ「東京○○○○○○○」が社会現象ともなる大ヒット。

問 112

1991〜93年にかけてフジテレビ系「くいしん坊！万歳」のホストを務めた京都大学出身の俳優の名は？

104 大原麗子
103 プラトン
102 帝都物語
101 弘兼憲史

問 113

井上陽水のヒット曲「○○時代」は、1991年にビデオカメラのCM曲に採用されたことからロングセラーを記録。

▶ヒント：漫画家、藤子不二雄Ⓐ原作の同名映画の主題歌。

問 114

愛称は「欽ちゃん球団」。コメディアンの萩本欽一が2005年に設立した社会人野球チーム。「茨城ゴールデン○○○○」。

問 115

漫画家・水木しげる夫妻をモデルにしたNHK連続テレビ小説「ゲゲゲの女房」。「○○○」が、大人の水木しげるを演じた。

▶ヒント：妻を演じたのは松下奈緒。

問 116

俳優スティーブ・マックイーンの出世作となったテレビドラマの日本でのタイトル。「拳銃○○」。

105 麦畑

106 賢也

107 ラサール

108 浅田美代子

問 117

1965年のヒット曲「夢見るシャンソン人形」で知られるフランス人女性歌手の名は？

問 118

映画「007」シリーズのジェームズ・ボンド役を第8作「007死ぬのは奴らだ」から引き継いだイギリス人俳優の名は？

▶ヒント：先代はいわずと知れたショーン・コネリー。

問 119

1988年に坂本龍一がアカデミー賞の作曲賞を受賞した、ベルナルド・ベルトリッチ監督の映画のタイトルは？

▶ヒント：中国・清朝の最後の皇帝となった溥儀（ふぎ）の生涯を描いた。

問 120

アメリカで最も権威ある映画賞とされるアカデミー賞。受賞者に送られるトロフィーの愛称は何という？

109 梨元勝

110 渡辺謙

111 ラブストーリー

112 辰巳琢郎

この並び方わかります？

常識・雑学 穴うめクイズ

穴うめクイズの最後は、数字の並び順や数字の性質に注目した問題。
難しい問題もありますが、わからないときはヒントをチェック。
最後の問題は算数以外のちょっとしたひらめきが必要です。

穴うめクイズその4

問1

1、4、7、10、13、（　）

問2

1、2、4、7、11、（　）、22、29、37、（　）

問3

1、4、9、16、25、（　）、49

問4

1、1、2、3、5、8、（　）、21、34、（　）

問5

2、3、5、7、11、13、（　）、19、23

4章・140ページの解答

116	115	114	113
無宿	向井理	ゴールズ	少年

問6

16、06、68、88、(　)、98

ヒント

問1

数字の並びの基本は、前や後ろの数字とどれだけ増えたり減ったりしているかを計算してみること。この並びの場合は一定していますね。

問2

この数字の並びも差を見てみましょう。問1とは違うタイプの変化をしていますが、その差を並べてみるとやっぱり一定の性質がありませんか？

問3

これは、差ではなくそれぞれの数字に注目。「1」番目の数字は「1」、「2」番目の数字は「4」、「3」番目の数字は「9」。2と4、3と9はどういう関係？

問4

前後の差を見てもちょっとわかりません。実はこの問題には足し算が必要なんです。隣り合った数字を足し合わせてみると……。

問5

小学校、中学校で習ったある性質を持った数字を小さい順に並べています。それぞれの数字を適当な数字で割り算してみるとわかるかも。

問6

この問題も実は順番に並んでいるんです。算数、数学の知識も必要ありません。ただし数字の「見方」を変えないと答えは見つかりません。

4章・141ページの解答

120	119	118	117
オスカー像	ラストエンペラー	ロジャー・ムーア	フランス・ギャル

答えと解説

問1の答え　16

前後の数字を比べてみると、すべて「3」ずつ増えているのがわかります。なので答えは、13に3を加えて16。

問2の答え　16、46

1と2の差は「1」、2と4の差は「2」、4と7の差は「3」と差が1ずつ増えています。なので11の次は5の差で16、37の次は9の差で46。

問3の答え　36

1×1=1、2×2=4、3×3=9……、と1から順に同じ数字を掛け合わせた数（二乗）になっています。6×6は36ですね。

問4の答え　13、55

それぞれの数の左の数と足し合わせた答えが右の数です。1+1=2、1+2=3、2+3=5、3+5=8、5+8=13、8+13=21、13+21=34、21+34=55。

問5の答え　17

1とその数自身でしか割り切れない数字が並んでいます。答えの17を見ても、1と17でしか割り切れません。こういう数字を「素数」と言いましたね。

問6の答え　87

これは問1～5とは違うタイプの問題で逆に難しかったかも。本の上下を逆さまにしてください。86、(　)、88、89、90、91と並んでいませんか。

第五章

どの家にもあったあの一品

ヒット商品の常識・雑学

日本人なら誰しも、買ったり目にした商品や
そのＣＭがあります。そんな数々のヒット商品から
84問出題。懐かしのあの一品、
実はまだ物置の片隅に残っていたりしませんか？

※解答は、ページをめくった次の見開きの一番下にあります。

問 1

不二家が発売しているミルク味のソフトキャンディ「○○○○」は、1951年登場のロングセラー商品。

▶ヒント：「ママの味」のCMでおなじみ。

問 2

1951年、西南開発が「スモークミート」という商品名で発売。お酒のおつまみでもおなじみ。「○○ソーセージ」。

▶ヒント：一般的にソーセージは牛や豚の肉でつくられるが……。

問 3

1951年、朝日麦酒（現アサヒ飲料）から発売された果汁入り飲料のロングセラー商品。「○○○○○オレンジ」。

問 4

発祥は広島。お好み焼きにピッタリのソースとして1952年に全国販売された。「○○○お好みソース」。

▶ヒント：パッケージに描かれた古風な女性のイラストが特徴。

解答は次の見開きの下にあります。

問5

1954年発売。不二家から発売された傘の形をしたチョコレート菓子。「不二家○○○○チョコレート」。

問6

1955年、タレントの植木等を起用したCMが評判になった折りたたみ傘。「何である、○○○○○」。

問7

学校でテスト用紙や宿題のプリントを印刷するときには欠かせなかった謄写版印刷機。通称、「○○版印刷機」。

▶ヒント：製版するときに出る音に由来するといわれる。

問8

1955年、「あたり前田のクラッカー」のCMが大ヒット。前田製菓発売の四角形のビスケットの商品名は？

解答は次の見開きの下にあります。

問 9

1955年発売のロングセラーで、「ひと粒で2度おいしい」のキャッチフレーズで知られるお菓子。「○○○○○グリコ」。

問 10

「あたり」が出たら大喜び。1956年に発売された四角柱状で銀紙で包装されたアイスクリーム。「○○○○○バー」。

▶ヒント：子どもに大人気だった野球の用語に由来。

問 11

かつてはたくさんの荷物を積んだこれが、どの街でも闊歩していた。1957年にダイハツが発売した三輪自動車の名称は？

問 12

1958年、武田食品工業より発売。みかん果汁入り飲料にビタミンCをプラスした清涼飲料水の商品名は？

▶ヒント：お米屋さんで買えるジュースといえば。

1	2	3	4
ミルキー	魚肉	バヤリース	オタフク

問 13

そば屋の出前には必須？　日本のみならずアジアを中心に世界各国で売れているホンダのオートバイの名称は？

問 14

男性向け整髪料の「ポマード」。その製造販売元「○○本店」は、1615年創業の老舗企業。

問 15

1958年発売。日清食品創業者の安藤百福が開発したロングセラー商品、「日清○○○○○○」。

▶ヒント：「すぐおいしい、すごくおいしい」ラーメンといえば？

問 16

1958年、森永製菓より発売。チョコレートとマシュマロとビスケットという組み合わせが独特の食感のお菓子の名称は？

▶ヒント：チョコパイのロングセラー商品。

8	7	6	5
ランチクラッカー	ガリ	アイデアル	パラソル

問 17

多くの女の子が夢中になって遊んだ、レーヨンを細く編み込んだ手芸用のひもの商品名は？

問 18

1959年、松田産業（現おやつカンパニー）が発売したラーメンのスナック菓子の商品名は？

問 19

哺乳瓶を口に含ませるとおしめが濡れるというリアルさが人気になった人形。「○○○飲み人形」。

問 20

ヒモの両端につながれた玉をカチカチとぶつけ合うことから、「カチカチボール」とも呼ばれたおもちゃの名称は？

▶ヒント：「アメリカで大流行」がキャッチフレーズ。

9 アーモンド
10 ホームラン
11 ミゼット
12 プラッシー

問21

1960年代にアイビー・ルックの一つとして縄編みの柄が浮き出すように入る、「○○○○○○○○セーター」が流行。

▶ヒント：起源はアイルランドなどの漁師の仕事着。

問22

日本ではパンタロンやラッパズボンとも呼ばれた、裾が大きく広がったズボン。「○○ボトム」。

問23

1960年、ハウス食品工業から発売された、固形タイプのカレールウが、「ハウス○○カレー」

▶ヒント：テレビCMのキャッチフレーズは「カレーにしてね、母さん」。

問24

1960年のベストセラー。医学博士の謝国権が性生活を科学的に明るく紹介した本のタイトルは？

▶ヒント：1961年には同名の映画が公開された。

13 スーパーカブ

14 柳屋

15 チキンラーメン

16 エンゼルパイ

問 25

正式名称はマーキュロクロム液。昔は怪我をしたときに塗るのは、必ずといっていいほどこれ。赤い液体の消毒薬の通称は？

問 26

「7つの色が揃ったチョコレート」のキャッチフレーズで知られる「○○○○チョコレート」を1961年、明治製菓が発売。

問 27

軸が傾いても倒れずに回り続ける、金属リングに挟まれたコマ「○○○○」が、1960～70年代にかけて大人気に。

▶ヒント：「宇宙」「太陽」「衛星」など類似品も多かった。

問 28

オードリー・ヘップバーンが主演した映画で彼女が着用していたことから名づけられた、「○○○○パンツ」が流行。

▶ヒント：細身の七分・八分丈のパンツ。

17 リリヤン

18 ベビーラーメン

19 ミルク

20 アメリカンクラッカー

問 29

本当の名前はアルテミア・サリーナ。1960年代に子どもたちの間で人気を集めた、とても小さな水生生物の名称は?

問 30

別名ポゴスティック。スプリングのついた棒状で、飛び跳ねて遊ぶことができるおもちゃの商品名は?

▶ヒント:「飛び跳ねる」を意味する英語がそのまま商品名に。

問 31

1962年、東海漬物から発売されたきゅうりの醤油漬けの商品名。「きゅうりの○○○○○」。

▶ヒント:発売当時のイメージキャラクターは坂本九が務めた。

問 32

1963年発売。「ヒデキ、かんげき!」の西城秀樹のCMでおなじみのハウス食品のカレールウの商品名は?

21 フィッシャーマンズ
22 ベル
23 印度
24 性生活の知恵

問 33

火を使わず煙も出ない、世界初の電気式蚊取り器、「○○○」を1963年、フマキラーが発売。

問 34

1963年、透明ボトル入りのヘアリキッドとヘアソリッドを発売した資生堂の男性用化粧品ブランド。「○○5」。

問 35

1963年発売、日本でコーンフレークが定着するきっかけとなった商品。「○○○コーンフレーク」。

▶ヒント：コーンフレークを発明したアメリカ人の名前に由来。

問 36

1965年に白元（現白元アース）が発売。氷枕に変わり繰り返し使える便利アイテム。もしかして、今も冷凍庫に入ってる？

25 赤チン

26 マーブル

27 地球ゴマ

28 サブリナ

問 37

人類の月到達を記念して開発。「明治○○○チョコレート」は、ギザギザのついた円すいの形。

問 38

1965年の発売。「私にも写せます」というキャッチフレーズでヒットした家庭用8ミリ映写機。「○○○○○○8」。

▶ヒント：発売したのは富士フイルム。

問 39

パイロットの万年筆「○○○○S」は、タレント大橋巨泉が出演したCM「はっぱふみふみ」の独特のフレーズで大ヒット。

問 40

発祥はアメリカ。シート上の赤・青・黄・緑の丸印の上に手や足を置き、倒れないようにするゲームの商品名は？

32 バーモントカレー　31 キューちゃん　30 ホッピング　29 シーモンキー

問 41

1965年発売、俳優の大村崑やプロ野球・読売ジャイアンツの選手のCMで知られる大塚製薬の健康ドリンクの名称は？

▶ヒント：キャッチコピーは「元気ハツラツ！」。

問 42

1968年発売。ルーレットを回して仕事や結婚、育児などのイベントを競うボードゲームの商品名は？

問 43

学校給食でおなじみのアイテム。先端が三つ又に分かれていることから、フォークとしても使えるスプーン。「〇〇〇スプーン」。

問 44

1960～70年代の学校給食でよく出たメニューで、スープに入れて食べるうどんの通称。「〇〇〇めん」。

▶ヒント：関東、東海以外ではあまりなじみがなかったかも。

33 ペープ

34 MG

35 ケロッグ

36 アイスノン

問 45

1969年、アサヒ玩具から発売。おもちゃなのにホットケーキが焼ける。「○○レンジ」。

問 46

1969年放映開始。カルビー製菓から販売されたかっぱえびせんのCMといえば、「やめられない、○○○○○」。

問 47

今や冬の定番商品となっている使い切りカイロ。「○○○○」は、1978年に発売された。

▶ヒント：製菓会社ロッテの系列会社が発売。

問 48

アメリカの女優、マリリン・モンローが「〝これ〟を着て寝ている」と答えて話題になった香水の商品名は？

37	38	39	40
アポロ	フジカシングル	エリート	ツイスター

問 49

マリリン・モンローが出演映画で着用したことに由来する、両端が吊り上がったフォックス型眼鏡の通称は？

問 50

「ワタシニ電話シテクダサイ」と外国人が登場する通販CMで流行した健康器具の名称は？

▶ヒント：ぶら下がり健康器と並ぶ昭和の健康器具。

問 51

筆箱に入れて鉛筆を削るときに使っていた小学生も多かったはず。カミソリのような刃が付いた二つ折りのナイフの名称は？

▶ヒント：地域によっては「ミッキーナイフ」とも呼ばれた。

問 52

1970年代に流行。テレビアニメのロボットをずっしりと重たい素材でつくった人形のシリーズ。「超○○」。

41 オロナミンCドリンク
42 人生ゲーム
43 先割れ
44 ソフト

問 53

1本から3本、4本と体力に合わせてバネの本数が調整できる、古くからある定番筋トレグッズの名称は？

問 54

漫画週刊誌などの広告でおなじみ。「貧弱な坊や」がトレーニング器具、「○○ワーカー」でたくましく変身。

問 55

1970年代にコカ・コーラの販促品として大ブームになったヨーヨー。定番テクニックは地面を転がせる、「犬の○○」。

▶ヒント：「東京タワー」「ブランコ」などのテクニックも。

問 56

2000年代に「ショートパンツ」としてリバイバル。1970年代はじめに流行した女性ファッション。「○○○パンツ」。

45 ママ

46 とまらない

47 ホカロン

48 シャネルNo.5

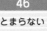

問 57

1970年代、トヨタのカローラのライバルとして人気を博した日産の大衆車の名称は？

問 58

「今やろうと思ったのになぁ〜言うんだもんなぁ〜」のCMが流行したのは、ライオンの風呂用洗剤「○○○」。

▶ヒント：CMに出演していたのは、俳優の西田敏行。

問 59

1972年、エポック社が発売。時間内に三角や四角、星型の駒を形の合う穴にはめ込んでいくゲームの商品名は？

▶ヒント：時間内にできないと駒が飛び出す、ハラハラするルール。

問 60

1973年、アース製薬が発売。粘着テープでゴキブリを捕獲するゴキブリ駆除用品の代名詞的存在。「ごきぶり○○○○」。

49 モンロー眼鏡

50 スタイリー

51 ボンナイフ

52 合金

問 61

1973年から日本で販売されている、牛乳に溶かして飲めるココア味の粉末麦芽飲料。「ネスレ・○○」。

▶ヒント：CMソングは「強い子の○○」。

問 62

1973年発売、ダイエットを気にするお父さんお母さんの強い味方。日本のダイエット甘味料の草分けといえば？

▶ヒント：発売元は、のど飴で有名な浅田飴。

問 63

1974年に日本でベストセラー。アメリカの作家リチャード・バックの著書のタイトルは、「○○○のジョナサン」。

問 64

1974年発売、スケボーにハンドルがついたようなデザインで大ヒットした乗用玩具。「ローラースルー○○○○」。

53 エキスパンダー
54 ブル
55 散歩
56 ホット

問 65

1975年発売。先端に見えないほど細い糸がついたフサフサとした蛇のようなおもちゃ、「○○○○」が流行。

問 66

1977年発売。赤ワインをベースに、パイナップルとオレンジの果汁を加えたアルコール飲料の商品名は？

▶ヒント：サントリーの赤玉スイートワインの姉妹品。

問 67

1977年にロッテが発売。おまけの「どっきりシール」で話題になったチョコレート菓子の商品名は？

▶ヒント：80年代には「悪魔VS天使シール」が大ブームに。

問 68

ポリバケツをひっくり返すと得体の知れない黄緑色の内容物がドロ〜リ。1978年に日本発売のおもちゃの名称は？

▶ヒント：後年、人気テレビゲームのモンスターの名称にも。

57	58	59	60
サニー	ルック	パーフェクション	ホイホイ

問 69

任天堂が1980年に発売した携帯型ゲーム機「○○○&○○○○」が、国内で1000万台以上の売り上げを記録。

▶ヒント：ゲームをしていないときは時計として使えた。

問 70

人気歌手の山口百恵が自身の生い立ちを綴った自伝、「○○○」が1980年のベストセラーに。

問 71

1981年、女優・タレントの黒柳徹子の著書が大ベストセラーを記録した。その本のタイトルは？

問 72

1983年の発売当時は「水をわざわざ買うの？」ともいわれた、「○○のおいしい水」も今ではすっかり定着。

61 ミロ
62 シュガーカット
63 かもめ
64 GOGO

問73
寒い冬の強い味方「とっくりセーター」だが、近年ではその呼称も廃れつつある。主流の呼び方は、「〇〇〇〇ネック」。

▶ヒント：亀の首のように見えることから付いた名称。

問74
1980年代後半に流行した、ジーンズ生地に漂白剤を使ってまだら模様にする加工法。「〇〇〇〇ウォッシュ」。

問75
人形ごとに目や肌、髪の色がそれぞれ異なる、アメリカで大流行の「〇〇〇〇畑人形」が、日本でも1980年代初頭に発売。

▶ヒント：出生証明書付きなのも話題となった。

問76
通称「ドラクエ」。1986年にエニックス（当時）から発売されたテレビゲームソフトの正式名称は？

68	67	66	65
スライム	ビックリマン	赤玉パンチ	モーラー

問 77

1988年、資生堂からリンスインシャインプーの先駆け的商品といえる「○○○○」が発売される。

▶ヒント：商品名もリンスとシャンプーのミックス。

問 78

1989年、女優・鷲尾いさ子のCMが話題となった清涼飲料水「○○○○」を、サントリーが発売。

▶ヒント：飲むと骨が強くなりそう。

問 79

チーズケーキの一種で、生まれはイタリア。1990～91年にかけてデザートの「○○○○○」が大ブームに。

問 80

通称、「プレステ」。1994年にソニーが発売した家庭用ゲーム機の正式名称は？

69	70	71	72
ゲーム&ウォッチ	蒼い時	窓ぎわのトットちゃん	六甲

問 81

独特の歯ごたえある食感がクセになる。1993年に流行したデザート。「○○・デ・ココ」。

問 82

1997年に流行。表面の格子模様が特徴で、クリームなどを載せることもある焼き菓子。「○○○○ワッフル」。

▶ヒント：ヨーロッパにある国の名を冠する。

問 83

ロッテが1997年に発売したガムに使ったことで広まった「虫歯になりにくい」甘味料の名称は？

問 84

1999年にフルタ製菓が新シリーズを発売して人気に。チョコレートの中におもちゃが入っている食品玩具の商品名は？

▶ヒント：卵の形をしているのが特徴。

76 ドラゴンクエスト
75 キャベツ
74 ケミカル
73 タートル

5章・165ページの解答

80	79	78	77
プレイステーション	ティラミス	鉄骨飲料	リンプー

5章・166ページの解答

84	83	82	81
チョコエッグ	キシリトール	ベルギー	ナタ

編著
朝日脳活ブックス編集部

スタッフ
制作協力　エディ・ワン
カバー・本文デザイン　VACクリエイティブ
イラスト　江口修平
校正　吉田宗弘

朝日脳活《あさひのうかつ》ブックス
思《おも》いだしトレーニング
大人《おとな》の常識《じょうしき》・雑学《ざつがく》
もの知《し》りテスト

発行者　片桐圭子
発行所　朝日新聞出版
〒104-8011　東京都中央区築地5−3−2
(お問い合わせ)infojitsuyo@asahi.com
印刷所　中央精版印刷株式会社

Published in Japan by Asahi Shimbun Publications Inc.
ISBN　978-4-02-333129-7

定価はカバーに表示してあります。
落丁・乱丁の場合は弊社業務部(電話03-5540-7800)へご連絡ください。
送料弊社負担にてお取り替えいたします。